MON CAHIER JOLIE PEAU

AURÉLIA HERMANGE

ILLUSTRATIONS
MADEMOISELLE ÈVE (INTÉRIEUR)
ISABELLE MAROGER (COUVERTURE)

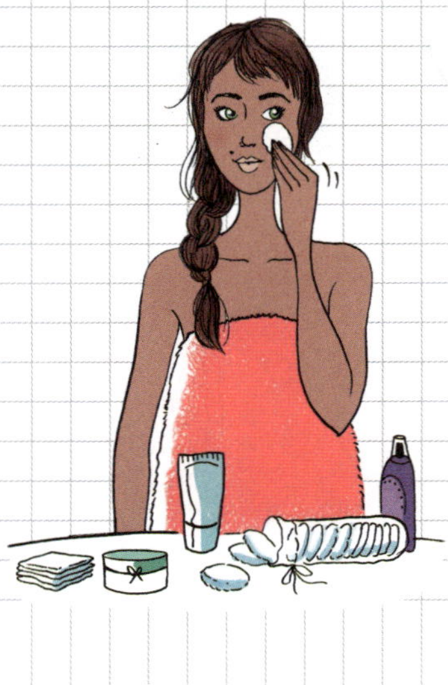

SOLAR EDITIONS

SOMMAIRE

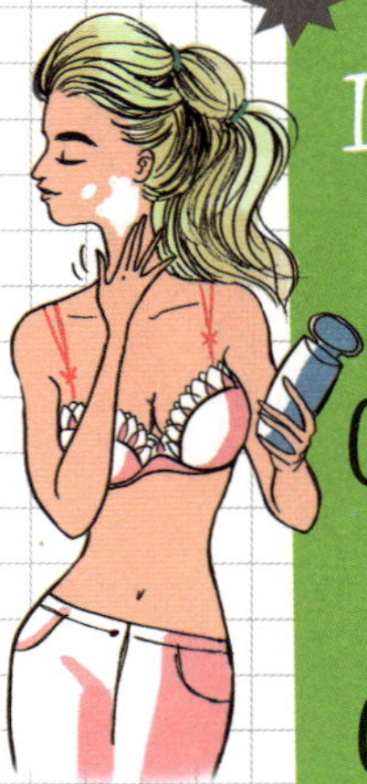

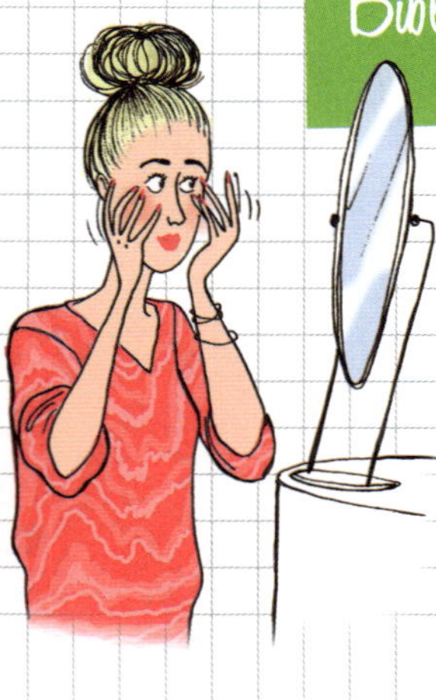

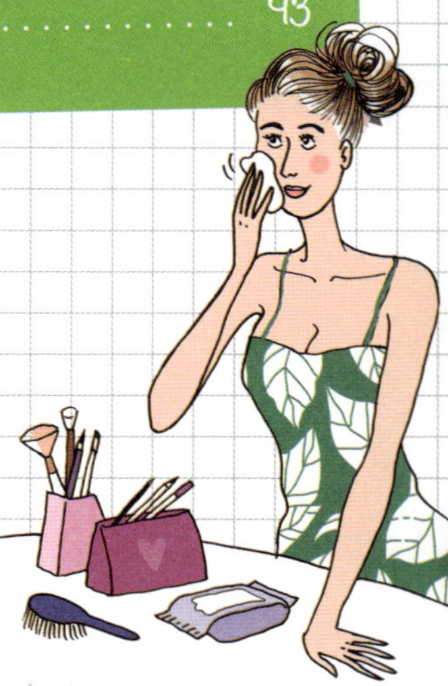

Introduction

Objectif : teint radieux !

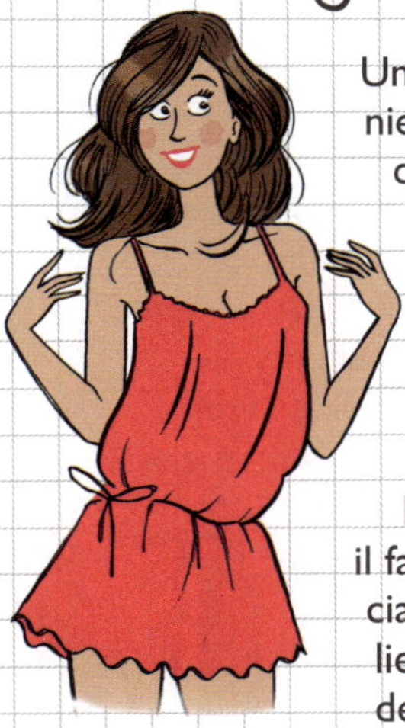

Une belle peau… c'est du boulot ! Stress, fooding anarchique, insomnie chronique, excès de fête, overdose d'écrans, attaque d'UV, tous les composants de la vie moderne semblent se liguer pour nous faire le teint triste, l'épiderme fatigué et le glow sous Lexo. Alors qu'on rêve toutes d'un visage à la peau plus fraîche, plus lisse, plus ferme, plus éclatante, on se bat chaque jour contre la déshydratation, les taches, les imperfections, les UV ou le temps qui passe, à grand renfort de crèmes, de pensées positives ou de soins en institut !

Mais pour être bien dans la sienne, quelle que soit sa nature et son âge, il faut d'abord apprendre à la connaître. C'est l'objectif de ce cahier spécial visage, un concentré d'infos et de tips qui propose de vous réconcilier avec votre peau, ses 2 m^2 de surface, ses 4 kg et ses 2 000 milliards de cellules.

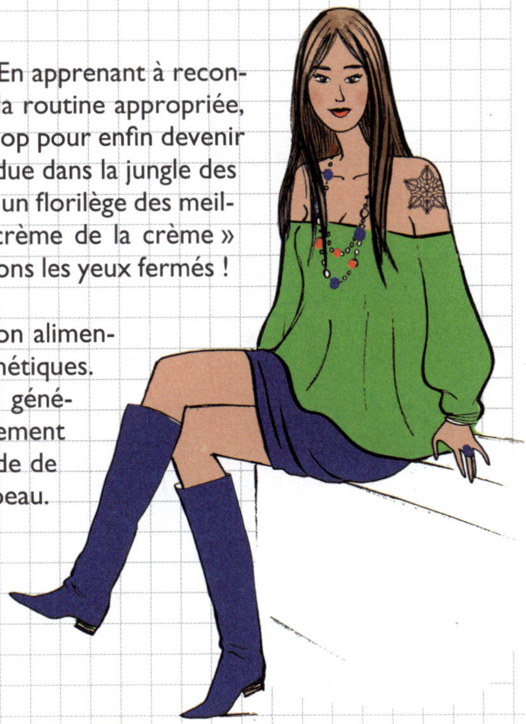

Comment ? En cernant son type et ses besoins. En apprenant à reconnaître ses alliés et ses ennemis. Et en adoptant la routine appropriée, celle qui vous permettra de dire adieu à Photoshop pour enfin devenir une pro du selfie. Et comme on est souvent perdue dans la jungle des marques, on a fait le tri pour vous et sélectionné un florilège des meilleurs produits des meilleures gammes. Une « crème de la crème » testée et approuvée, que nous vous recommandons les yeux fermés !

Avant cela, un peu de lecture et de recul sur son alimentation, ses habitudes beauté et ses tics cosmétiques. Et quand même une (très) bonne nouvelle : la génétique ne compte que pour 25 % dans le vieillissement cutané… qui dépend donc à 75 % de notre mode de vie et de la façon dont on prend soin de sa peau. Alors, prête à chouchouter votre peau ?

Test : Où en êtes-vous avec votre peau ?

Savez-vous prendre soin de votre peau ? Avez-vous intégré les réflexes du quotidien et les règles d'or qui lui garantissent éclat et bien-être ? Experte, débutante ou novice, répondez à ces 10 questions pour faire le point et déterminer votre coefficient perfect skin !

❶ Pour hydrater votre peau tout au long de l'année, vous utilisez…

- ■ Un sérum, un soin de jour et une crème de nuit. Au minimum.
- ● Une crème hydratante quand elle devient inconfortable.
- ◆ Ce qui vous tombe sous la main : échantillons, soins récupérés chez les copines, la crème de votre amoureux…

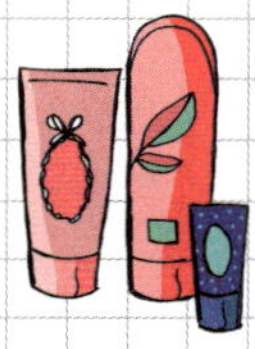

❷ Côté nettoyage, vous êtes plutôt…

- ◆ Eau savonneuse et huile de coude.
- ■ Gel micellaire et microfibre.
- ● Lait nettoyant et disque de coton.

❸ Un bouton se pointe…

- ■ Vous l'ignorez superbement malgré la tentation.
- ● Vous asséchez et planquez l'intrus sous une couche de correcteur.
- ◆ Vous récurez la zone de fond en comble.

❹ Votre peau a tendance à briller, vous dégainez…

- ◆ Une lotion décapante pour l'assécher fissa.
- ● Un masque à l'argile spécial « zone T » (comme « Tragique »).
- ■ Un soin hydratant matifiant pour ne plus briller que par vos idées.

❺ Vous rentrez chez vous à l'aube d'une journée de travail chargée…

- ◆ Vous ne vous couchez pas du tout, histoire d'éviter les yeux bouffis.
- ■ Vous vous démaquillez soigneusement et c'est parti pour 5 minutes de tapotements du contour de l'œil.
- ● Vous vous accordez une micro-sieste et vous sortez du frigo votre masque SOS détox.

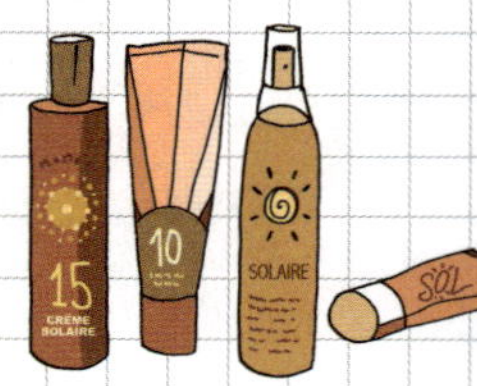

❻ Sur la plage, vous…

- ◆ Bronzez.
- ■ Utilisez une crème à fort indice de protection.
- ● Vous crémez quand vous y pensez (généralement après un coup de soleil).

❼ Votre frigo regorge de…

- ◆ Fruits frais et légumes de saison.
- ● Viande et laitages à foison.
- ■ Chocolat à perdre la raison.

❽ Votre dernier rendez-vous chez le dermatologue remonte à…

- ● Votre dernier problème de peau.
- ■ L'année dernière pour un check-up grains de beauté.
- ◆ La maternelle, quand vous avez attrapé cette vilaine verrue à la piscine.

⑨ Vous buvez en moyenne…

- ● Beaucoup de café.
- ◆ Quand vous y pensez.
- ■ 1,5 litre d'eau par jour.

⑩ L'exfoliation c'est…

- ● Une passion : vous en faites plusieurs par semaine.
- ◆ Une exception : il faut vraiment que vos pores soient bouchés pour vous y mettre.
- ■ Une tradition : hebdomadaire car nécessaire.

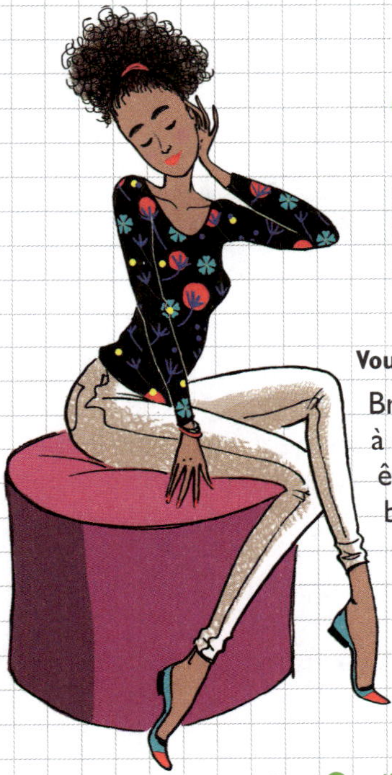

Faites vos comptes !

■	◆	●

Vous avez une majorité de ■ : *vous êtes une skin experte*

Bravo, vous connaissez votre peau sur le bout des doigts ! Fidèle à sa nature, vous lui offrez les soins qui lui correspondent et vous êtes incollable sur les rituels qui la rendent belle et lui font du bien. Hydratée hiver comme été, nettoyée mais pas agressée, elle bénéficie en bonus de rendez-vous réguliers chez le dermatologue dont vous appliquez à la lettre les recommandations. Bref, vous l'aimez et elle vous le rend bien. Dans ce cahier, vous trouverez de quoi peaufiner votre Master skin grâce à des techniques spécifiques et des marques pointues…

Vous avez une majorité de ● : *vous êtes une skin débutante*

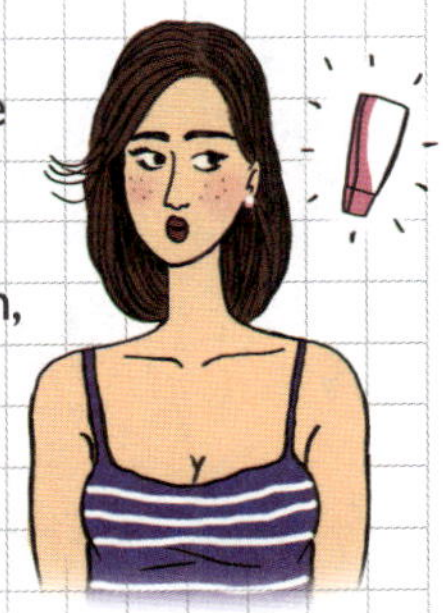

D'un naturel plutôt nonchalant, vous accordez toute votre attention à votre peau… quand elle se détraque. Dans ce cas, vous foncez à la pharmacie ou chez le dermato, histoire de réparer les dégâts jusqu'à la prochaine incartade. Le reste du temps, vous utilisez des produits un peu au hasard (« Ah, ça sent bon ! », « Oh, c'est joli ! », « Waouh, Kendall Jenner en est fan ! »), avec de bons, comme de moins bons, résultats. Pourtant, un peu d'assiduité suffirait à vous assurer une peau toujours au top et des lendemains qui rayonnent. Prête à devenir la reine du derme ?

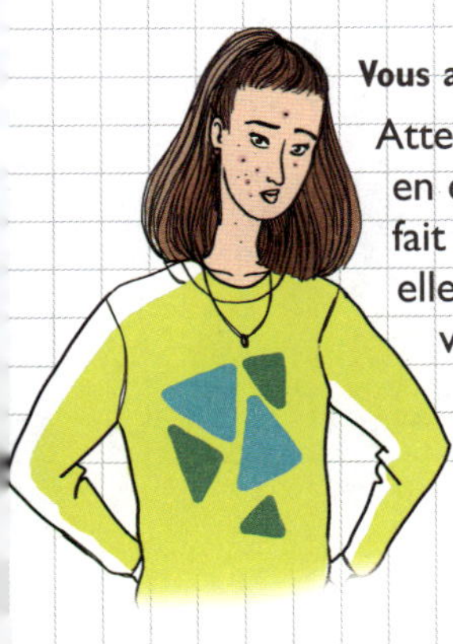

Vous avez une majorité de ◆ : *vous êtes une skin néophyte*

Attention, votre peau pourrait bien un jour vous attaquer pour négligence ! Brillante en été, desséchée en hiver, elle tiraille, rougit, bourgeonne et c'est presque bien fait pour vous ! À force de ne lui accorder aucun soin et de la laisser en friche, elle va finir par vieillir prématurément… Mais bénéfice du doute accordé : si vous avez fait l'acquisition de ce cahier, c'est qu'une prise de conscience est en cours. Ou que vous avez une vraie meilleure amie (BF aimante/collègue compatissante/sœur diplomate/amoureux motivé) qui vous fait confiance pour reprendre le droit chemin cutané. Foncez !

Chapitre 1

Le B.A-BA d'une peau zéro défaut

Avec tous les produits qui existent, on est souvent perdue. Crème, sérum ? À quoi ça sert et comment les utiliser et les superposer pour un soin complet ?

Étape n° 1 : le démaquillage. Une peau capable d'absorber et d'utiliser efficacement tous les actifs dont on voudra bien l'abreuver, c'est une peau parfaitement nettoyée, purifiée depuis ses pores jusqu'à sa surface. D'où l'absolue nécessité d'un démaquillage en bonne et due forme, avec le type de produit et la gestuelle adaptés à sa nature.

Étape n° 2 : le traitement. Une fois clean, à vous de choisir quel type de sérum lui appliquer pour la réparer.

Étape n° 3 : le soin. Vous déterminerez quelle crème permettra à votre peau de rayonner.

C'est ce que nous vous proposons de découvrir dans ce chapitre où vous apprendrez également comment prendre soin de la zone fragile du contour de l'œil, comment nourrir et purifier l'épiderme grâce aux masques et aux gommages, comment le soigner via un régime alimentaire adapté… Enfin, comment vous y retrouver dans la jungle des marques et décrypter leur vocabulaire parfois nébuleux. C'est parti !

Démaquillez-moi !

Diagnostic : trouvez le bon produit pour votre peau

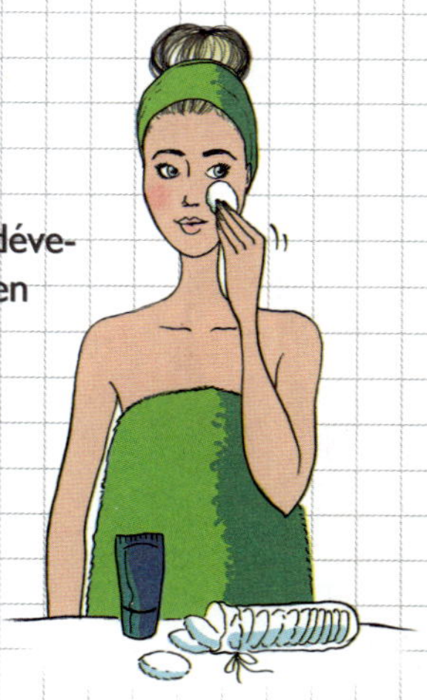

Comme pour les produits de soin, les textures des démaquillants sont développées pour s'adapter aux différents types de peaux et agir en synergie en fonction des besoins spécifiques de chaque épiderme (voir test p. 27).

- **Les peaux grasses** préfèrent généralement un gel ou une lotion qui matifient sans laisser de film lipidique à la surface de la peau après utilisation. Autre option appréciée des peaux mixtes, la brosse nettoyante qui nettoie et exfolie en douceur, peut s'utiliser quotidiennement et laisse la peau propre et nette sans l'assécher.

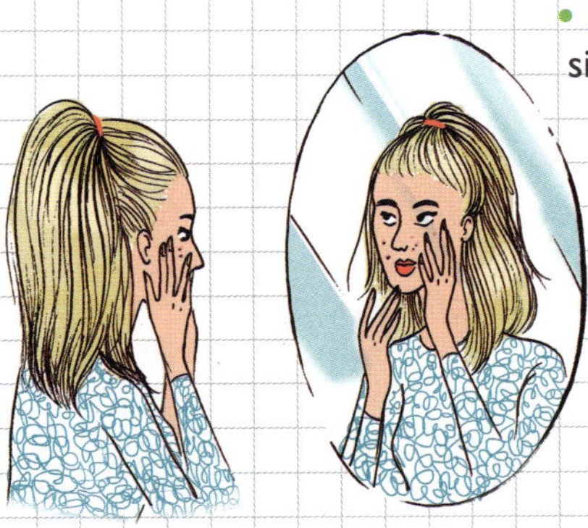

- **Les peaux sèches** optent quant à elles pour une émulsion plus riche (huile, lait, baume) contenant des agents nourrissants pour un meilleur confort cutané.
- **Les peaux sensibles et fragiles** adoptent sans réserve la lotion micellaire à la fois douce et très active, et plébiscitent l'éponge Konjac en fibres végétales naturelles et le gant démaquillant en microfibre qui nettoient parfaitement la peau sans l'irriter (et sans aucun autre produit nettoyant…).

Au final, tout dépend également de votre affinité avec chaque texture : pas de réponse universelle, à vous de choisir la vôtre !

Comment démaquiller du waterproof ?

Avec de la patience et une bonne dose de douceur ! Optez pour un lait démaquillant, riche en corps gras, et plutôt que de l'appliquer au coton, posez-le du bout des doigts avant de masser sans frotter. Au bout d'une dizaine de secondes, les fards se décollent et il ne vous reste plus qu'à passer un disque de coton pour tout emporter. Si vos paupières sont légèrement gonflées par les corps gras, n'hésitez pas à laisser poser une compresse d'eau thermale pour retirer l'excédent de lait et décongestionner la zone.

Question à une pro : Caroline Debbasch, directrice de la communication scientifique Clarins
« Je ne me maquille pas, je dois quand même me démaquiller ? »
« Oh que oui ! Chaque jour, la peau doit potentiellement affronter UV et pollution (métaux lourds, poussières…) que le sébum retient par adhésion à la surface de l'épiderme. Les corps gras altèrent sa fonction de barrière, la déshydratent et la rendent plus vulnérable. Si on oublie systématiquement de se démaquiller, le teint ternit, le visage se marque et vieillit prématurément. D'où la nécessité de ce réflexe quotidien pour libérer la peau des impuretés sans l'agresser, tout en la préparant aux soins hydratants. Le démaquillage constitue le premier geste de soin, essentiel à la préservation de la jeunesse de la peau. »

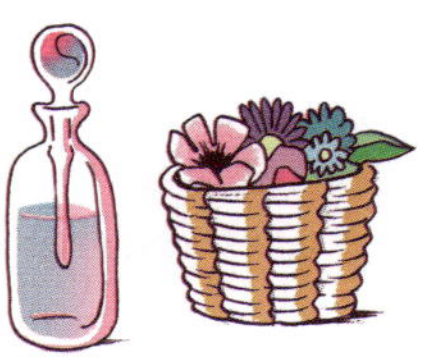

SOS peau réactive : quelle parade quand tout irrite ?

La réactivité de la peau est souvent empirée par une routine de démaquillage mal adaptée, il faut donc revoir minutieusement son programme habituel.

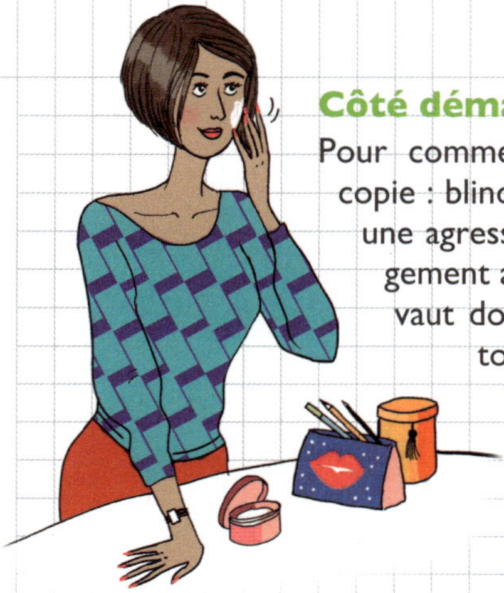

Côté démaquillant

Pour commencer, adeptes des produits moussants, revoyez votre copie : blindés d'agents tensio-actifs, leur action est ressentie comme une agression par les épidermes sensibles, et le rinçage à l'eau, largement additionnée de calcaire et de chlore, n'arrange rien. Mieux vaut donc investir dans un lait hypoallergénique à appliquer sur tout le visage et à masser délicatement du bout des doigts car les particules de pollution ont une forme étoilée qui griffe la peau si on frotte. Puis, les mains à plat sur la peau, appuyez légèrement avant de les soulever en douceur pour décoller les impuretés sans agresser les tissus.

Côté soin

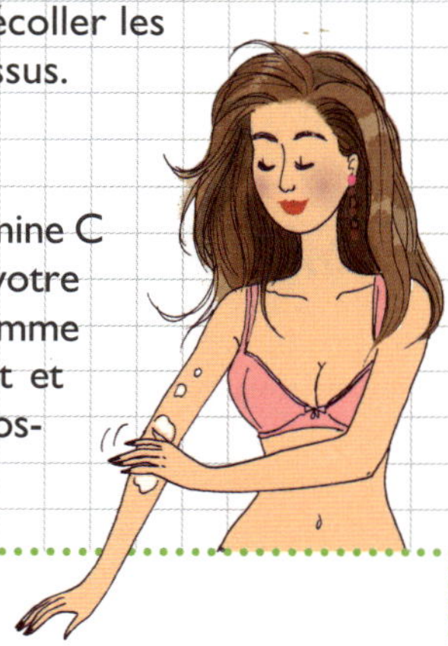

Évitez certains actifs mal tolérés comme les acides de fruits et la vitamine C et optez pour des formules à l'acide hyaluronique ou à l'urée. Si votre peau a tendance à chauffer et à rougir, offrez-lui un actif apaisant comme l'allantoïne ou la centella qui réduisent la sensation d'échauffement et dirigez-vous vers des soins enrichis en décongestionnants et en boosters de microcirculation (ruscus, mélilot, vigne rouge…).

La question qui tue…
« Est-ce qu'il existe une grosse différence entre le démaquillant que j'achète au supermarché et les produits des grandes marques vendus en parfumerie ? »

Mettons tout le monde à l'aise : il existe d'excellents produits de démaquillage en vente directe au supermarché et bien sûr en parfumerie. Normal : le geste est quotidien, et l'innovation permanente. Reste que côté textures et parfums, les produits de grandes marques se distinguent par leurs formules très sensorielles boostées en agents hydratants et leur design plus sophistiqué. Elles ont également l'avantage d'investir plus massivement dans la recherche, ce qui leur permet d'être les premières arrivées sur les créneaux innovants : hier les eaux micellaires, demain la cosmetic water (voir p. 61), ces sortes d'eaux gélifiées que les Japonaises et les Coréennes utilisent pour peaufiner leur démaquillage. Bientôt au supermarché…

Les micelles, quèsaco ?

Devenues de véritables stars du démaquillage, déclinées version huile, lait ou lingettes, les micelles n'en finissent plus de révolutionner (en douceur) l'exercice. Et normal que ces molécules sphériques microscopiques fascinent : elles possèdent à la fois une affinité pour l'eau et les corps gras, ce qui leur permet d'attirer comme des aimants les salissures (impuretés, pigments, excès de sébum…) pour les rendre solubles dans l'eau et mieux les dissoudre. À la clé, une peau purifiée en profondeur sans rinçage ni tonique et un film hydrolipidique parfaitement respecté. De quoi en faire le produit préféré des peaux fragiles et sensibles. Non irritantes, sur-performantes et bon marché, difficile de s'en passer…

Dilemme : les lingettes, c'est mauvais pour la planète ?

Vous connaissez déjà la réponse : l'usage intensif de lingettes reste écologiquement incorrect. Mais inutile de vous flageller si vous êtes accro car…

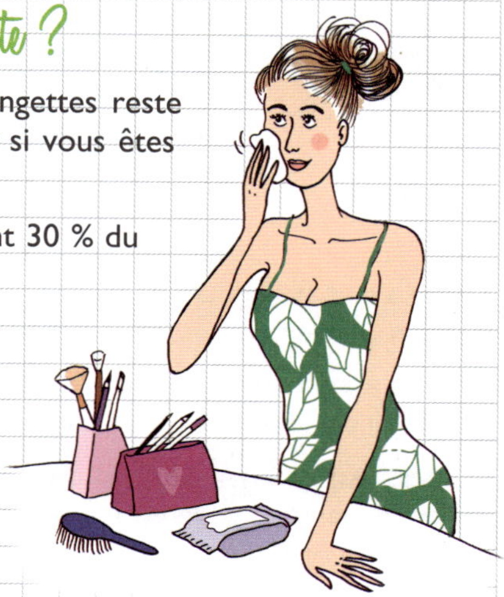

1. **Vous n'êtes pas seule** (les lingettes représentent 30 % du marché du démaquillage…),
2. **Vous pouvez désormais opter pour des tissus** biodégradables ou des gants microfibres, lavables et réutilisables quasi à l'infini. Pratiques mais pas ultra-efficaces au quotidien, mieux vaut dans tous les cas réserver les lingettes au dépannage ponctuel (voyage, coup de frais au bureau…).

Pour aller plus loin : le double démaquillage

Vous avez maintenant cerné vos besoins et vous maîtrisez parfaitement les textures et les techniques classiques. Il est temps de passer à un nouveau challenge, j'ai nommé le « double démaquillage ». Car les experts de la beauté sont formels : les pics de pollution de plus en plus fréquents rendent le nettoyage basique au coton insuffisant.

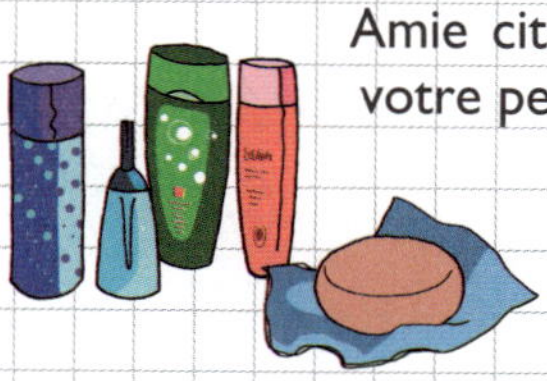

Amie citadine, pour conserver une peau radieuse, il faut désormais purifier votre peau en profondeur aussi bien qu'en surface.

Comment ça marche ?

Venue d'Asie, la technique du double démaquillage consiste ainsi à nettoyer son visage en deux étapes complémentaires.

- La première étape – réalisée à l'aide d'une formule démaquillante grasse (beurre, lait, huile) – débarrasse l'épiderme des corps gras (sébum, fards, filtres solaires).
- La seconde – aqueuse (lotion ou gel ou mousse à rincer) – se charge des résidus hydrophiles (polluants, sueur, bactéries).

Côté bénéfice, la peau parfaitement propre présente un grain plus fin, la production de sébum diminue et le terrain cutané est désormais parfaitement préparé à recevoir et potentialiser les actifs contenus dans les sérums et les soins.

Côté contrainte, c'est deux fois plus de temps (et de produits…). À réserver aux jours où vous êtes très maquillée ou que vous avez porté des soins avec des SPF (écrans solaires)…

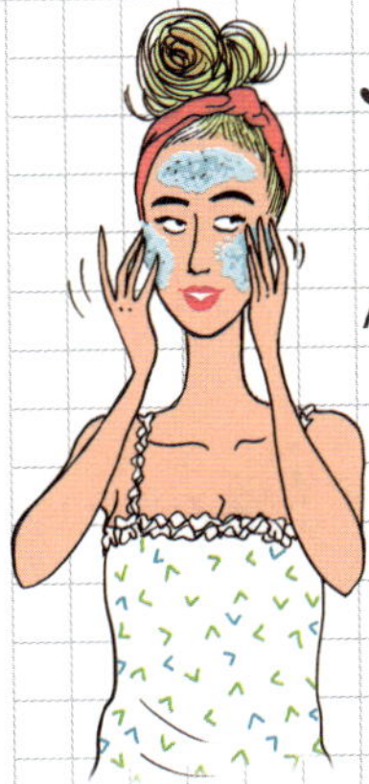

Je fais peau neuve

Gommage + masque = un duo de choc

Avant même de penser à nourrir votre peau, il faut la débarrasser des impuretés qui l'empêchent de rayonner : plus elle sera lisse et son grain resserré, mieux elle réfléchira la lumière. D'où le combo exfoliant + masque pour éliminer les cellules mortes et améliorer les échanges intercellulaires.

Une peau lumineuse, ça se mérite !

Pour l'obtenir, on devrait prendre le temps, une fois par semaine, d'appliquer consciencieusement un gommage par affleurements légers, du nez vers les tempes, du front vers la racine des cheveux et du menton vers le cou avant de le masser légèrement en mouvements circulaires et de rincer à l'eau tiède. Résultat, un teint impec et une microcirculation relancée pour retrouver une peau de bébé.

Les peaux mixtes à grasses opteront pour un gommage mécanique, à grains (silice, graines ou noyaux de fruits, grains de sable ou encore sel fin).

Quant aux peaux sèches ou sensibles, elles préféreront un gommage enzymatique qui exfolie via un processus chimique (les acides de fruits ou les enzymes « grignotent » les liaisons entre les cellules mortes pour les décoller).

Si on y ajoute la pose d'un masque, c'est l'effet « waouh » assuré. Car ce soin express a des résultats instantanés : peau plus fraîche, plus douce, repulpée ou assainie en quelques minutes. En revanche, ses effets disparaissent dès le lendemain. C'est donc la régularité qui paye car pratiqué régulièrement, il recharge progressivement la peau des actifs bénéfiques qui lui faisaient défaut…

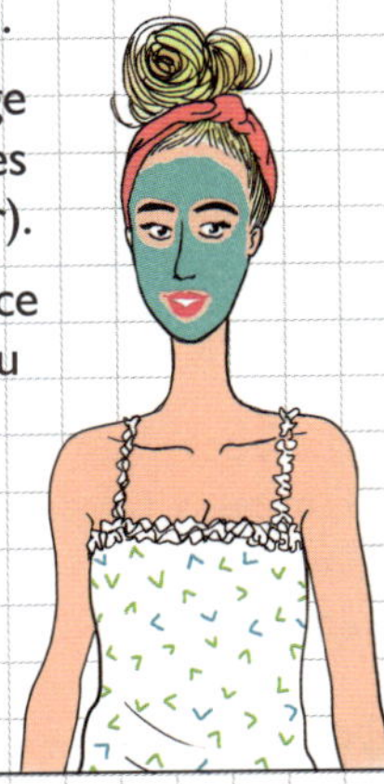

Le planning de la semaine

Lundi	Gommage	Mon gommage préféré : ....
Mardi	Masque hydratant	Mon masque hydratant : ....
Mercredi	Repos ! Profitez-en pour vous offrir un masque capillaire	Mon masque : ....
Jeudi	Sleeping cream (voir p. 71)	Ma crème de nuit : ....
Vendredi	Repos ! Profitez-en pour hydrater vos talons	
Samedi	Double démaquillage « SOS soirée »	Mon rituel démaquillage : ....
Dimanche	Concoctez-vous un bain de vapeur purifiant… Penchez votre visage au-dessus d'un bol rempli d'eau chaude additionnée de quelques gouttes d'huile essentielle de romarin ou de persil détoxifiants, la tête recouverte d'une serviette, pendant une dizaine de minutes.	

Mes notes

....

....

....

....

....

....

Zoom : toutes au charbon !

Star incontestée de la catégorie masque et gommage depuis 2 ans, le charbon est une vraie mine de bienfaits. Chasseur de toxine, liquidateur de sébum, il agit comme un aimant cosmétique pour nettoyer les pores obstrués tout en respectant le film hydrolipidique de la peau. Désormais présent au catalogue d'une multitude de marques (Clinique, Garancia, Glam Glow, Lush, Garnier, L'Oréal Paris…), il peut aussi être utilisé en poudre dans des recettes maison pour chasser les points noirs et les imperfections.

DIY : mon masque made in frigo

Spécial peaux mixtes

- Prenez la chair de 1 avocat bien mûr et écrasez-la en purée.
- Mélangez avec 1 c. à s. d'huile d'olive.
- Laissez poser un quart d'heure, rincez et vaporisez un peu d'eau florale de rose ou de fleur d'oranger sur votre visage. La peau est nette, fraîche et mate !

Spécial peaux sèches

- Mélangez 3 c. à s. de farine d'avoine et 2 c. à s. de vinaigre de cidre diluées dans la même quantité d'eau, de manière à obtenir une pâte épaisse.
- Étalez avec générosité et conservez le masque jusqu'à ce qu'il soit sec.
- Rincez à l'eau tiède et savourez le confort d'une peau idéalement nourrie.

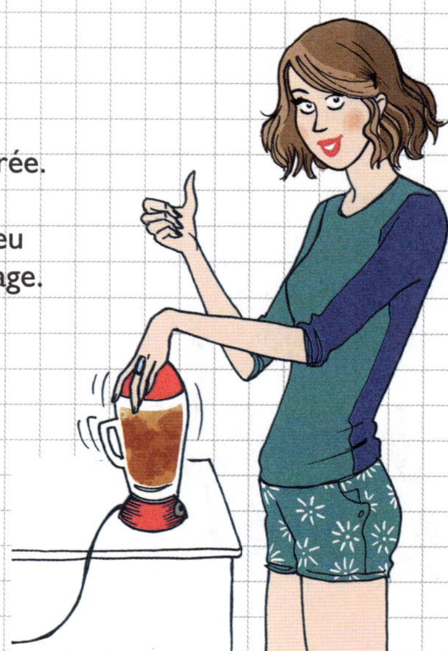

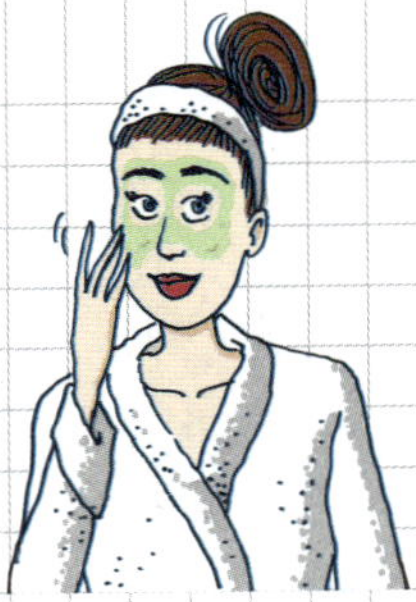

Pour toutes les peaux

- Épluchez ½ concombre et réduisez-le en purée.
- Ajoutez 2 c. à s. de crème fraîche et 2 c. à s. de farine.
- Laissez poser pendant 10 minutes en évitant le contour des yeux, puis rincez. La peau est repulpée et bien hydratée.

Dico : c'est quoi un peeling ?

Ce « super gommage » s'effectue **une fois par semestre** : **au sortir de l'hiver** pour réveiller la peau et **en rentrant de vacances** pour booster son renouvellement. Formulé à base d'acide glycolique, un actif également utilisé par les dermatologues pour redonner un coup d'éclat au teint et lisser les rides, il est dosé à 10 % dans les formules en vente libre (contre jusqu'à 70 % chez un pro). Son but ? « Dissoudre » la couche superficielle de la peau pour l'obliger à s'auto-réparer et donner naissance à un épiderme tout neuf. Avant de l'appliquer sur tout le visage, faites un test de tolérance en posant la formule sur votre poignet : RAS ? Vous pouvez y aller (avec modération) !

On aime…
– le Peeling glycolique hebdomadaire® en 5 minutes de StriVectin
– le masque Éclat peau neuve Glycolactic® de REN
– Le masque Resurfaçant® de Tata Harper Skincare
– Le Nightly Refining Micro-peel Concentrate® de Kiehl's
– Le masque Micro-Peeling® de Codage

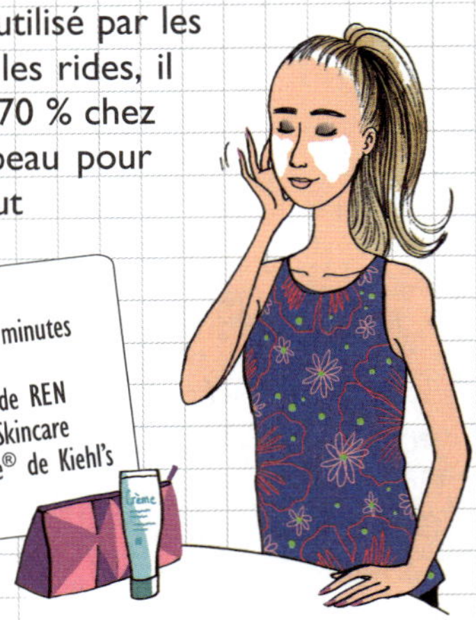

Attention les yeux !

C'est un peu notre point faible à toutes. L'endroit qui trahit manque de sommeil, excès en tout genre et temps qui passe. Parce qu'avec 15 000 battements de cils par jour et une peau 10 fois plus fine que celle du reste du visage, le contour de l'œil est une zone hyperactive. Et la microcirculation sanguine et lymphatique y est souvent ralentie par la fatigue, le froid et le manque d'hydratation, laissant s'installer les cernes, les poches et les ridules. Pas de panique, pour éviter l'œil poché il suffit d'apprendre à connaître ses alliés (qui a dit « les nuits de 8 heures » ?) et d'adopter quelques bonnes habitudes…

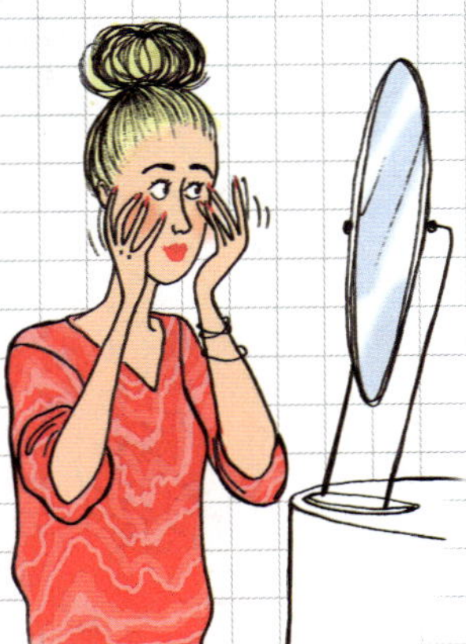

La question qui tue

« J'ai des poches ou bien des cernes ? »

Les poches sont de petits sacs d'amas graisseux plus ou moins gorgés d'eau qui se forment quand la microcirculation lymphatique s'enraye. Leur apparition est favorisée par la consommation de tabac et d'alcool, mais aussi par la fatigue et le stress. Elles ont tendance à s'estomper au cours de la journée ou après un massage décongestionnant. Les cernes concernent quant à elles la pigmentation du tissu suborbital qui prend une teinte bleue, brune ou violette quand on est fatiguée ou qu'on manque de sommeil. Plus difficiles à masquer, elles se camouflent à l'aide de soins intégrant des micro-nacres pour illuminer le regard et réveiller la prunelle par effet optique.

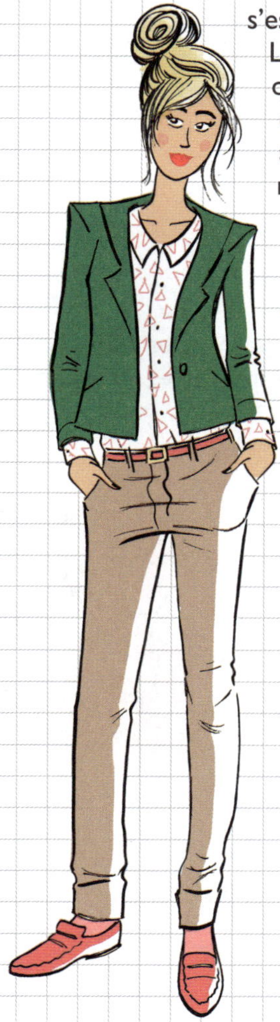

Mode d'emploi : le massage drainant anti-poches

Pour appliquer votre soin contour de l'œil, utilisez votre annulaire plutôt que votre index, c'est le doigt avec lequel on exerce le moins de pression sur la peau fine et fragile de cette zone… Et profitez-en pour la drainer !

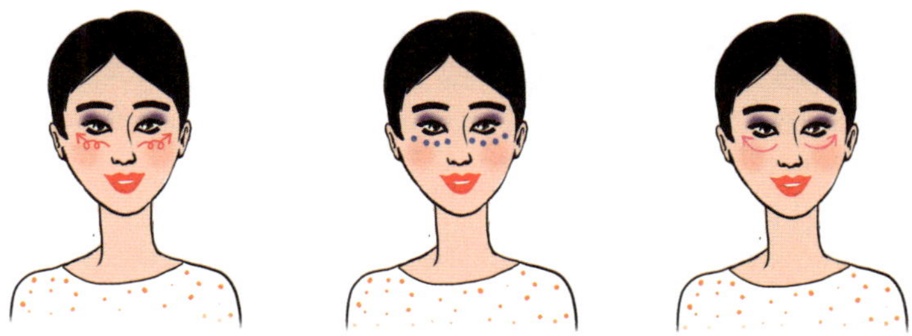

1. Réalisez de petits mouvements circulaires sur le creux orbiculaire inférieur.
2. Effectuez de petites pressions en partant du coin interne de l'œil.
3. Lissez de l'intérieur vers les tempes.

Embout-mania

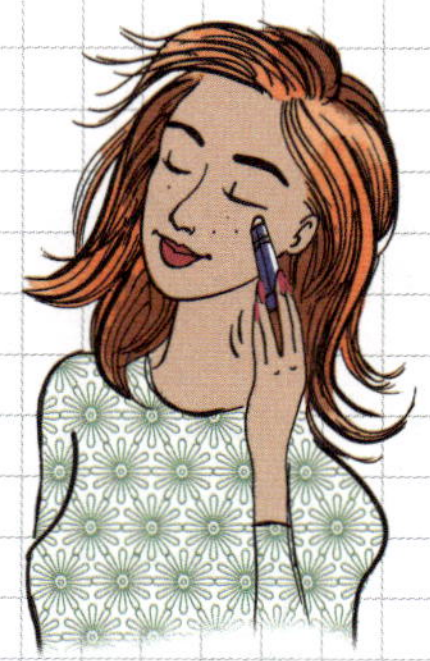

Après les billes des soins roll-on et les têtes siliconées ultra-précises, voici venue l'ère des applicateurs métalliques. Généralement basés sur un alliage de zinc, aluminium, magnésium et cuivre, ces embouts souvent arrondis glissent sur la zone fragile du contour qu'ils massent, lissent et décongestionnent. L'effet glaçon du métal booste et accélère l'efficacité de la formule, et son action vasoconstrictrice agit sur les tissus pour dégonfler et raffermir.

Le Top 5 des actifs décongestionnants

Non aux yeux pochés ! Pour les dégonfler, checkez la formule de votre soin contour de l'œil pour vérifier la présence des actifs stars de l'anti-gonflette, j'ai nommé…

1. La caféine
2. Le ruscus
3. Le marron d'inde
4. Le lierre
5. La prêle

Joker ! Le patch contour de l'œil

Bien plus concentré en actifs hydratants, tenseurs et défatigants que les soins classiques, il est capable de lisser, défroisser et dérider… en un clin d'œil. Une formule flash à dégainer avant une soirée pour un effet Cendrillon (à minuit, la nature reprendra ses droits…).

Aide-toi et ta crème t'aidera !

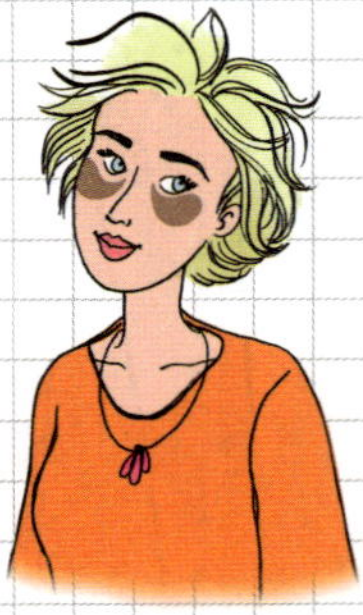

Pour un contour de l'œil hydraté, clair et bien tendu…

1. Dormez ! Rien ne remplace une bonne nuit de sommeil et des cycles respectés, surtout la tête légèrement surélevée pour éviter les embouteillages de toxines sous les mirettes.
2. Buvez ! Mais de l'eau (alcool et café avec modération), tout au long de la journée, pour favoriser les fonctions de drainage de l'organisme.
3. Massez ! Toujours de l'intérieur vers l'extérieur et sans trop appuyer pour stimuler la circulation sanguine et lymphatique.
4. Protégez ! Des UV pour éviter la sur-pigmentation des cernes et l'apparition de ridules.
5. Démaquillez ! Mais sans frotter pour limiter l'inflammation qui aggrave les cernes.

Les pros de la peau

Zoom sur les marques surdouées à connaître absolument !

A-Derma

Le CV belle peau : spécialiste de la dermatologie végétale, A-Derma offre aux peaux fragiles et sensibilisées des formules très douces construites autour d'un actif exclusif, l'avoine Rhealba®, capable d'apaiser et de soulager les épidermes même les plus abîmés et irrités en renforçant naturellement la barrière cutanée.

Le hit perfect skin : la crème de soin peaux délicates au lait d'avoine Rhealba®, formulée pour réparer, hydrater et protéger.

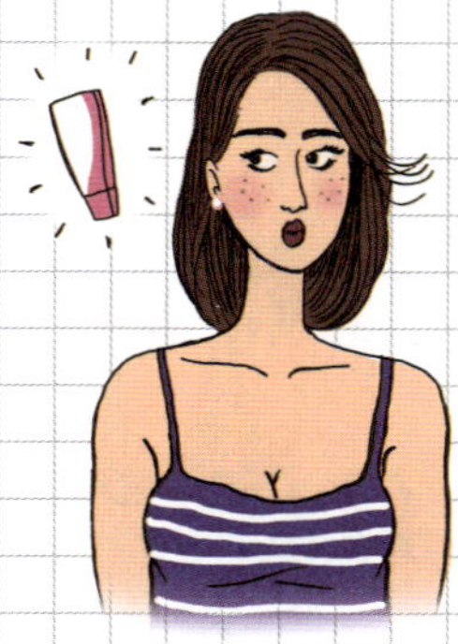

Avène

Le CV belle peau : apaisante et anti-irritante, l'eau thermale d'Avène est la championne des peaux sensibles, intolérantes et allergiques. Riche en silice et en oligoéléments, elle favorise le processus de cicatrisation. On la retrouve dans tous les produits de la marque.

Le hit perfect skin : la crème Tolérance Extrême® composée de 7 ingrédients pour garantir une parfaite biocompatibilité avec la peau et le respect total des épidermes sensibilisés.

Bioderma

Le CV belle peau : le laboratoire, né dans les années 1970, se distingue par une approche scientifique qui repose avant tout sur la connaissance de la peau et de ses mécanismes biologiques pour formuler des produits qui en sont directement inspirés.

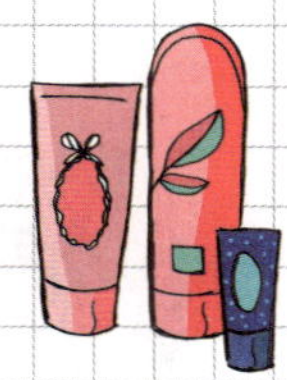

Le hit perfect skin : Créaline H2O®, la solution micellaire de référence, utilisée par les mannequins des backstages du monde entier pour sa capacité à nettoyer et démaquiller parfaitement les peaux sensibles tout en prévenant les sensations d'irritation.

Bioeffect

Le CV belle peau : la marque islandaise propose une gamme de soins contenant des activateurs cellulaires (obtenus à partir de plantes) capables de stimuler la régénération des cellules de la peau.

Le hit perfect skin : le Sérum EGF®, qui bénéficie de ce processus biotechnologique breveté compliqué à expliquer mais très facile à constater : au bout d'une semaine, le teint est frais, les traits retendus et la peau repulpée.

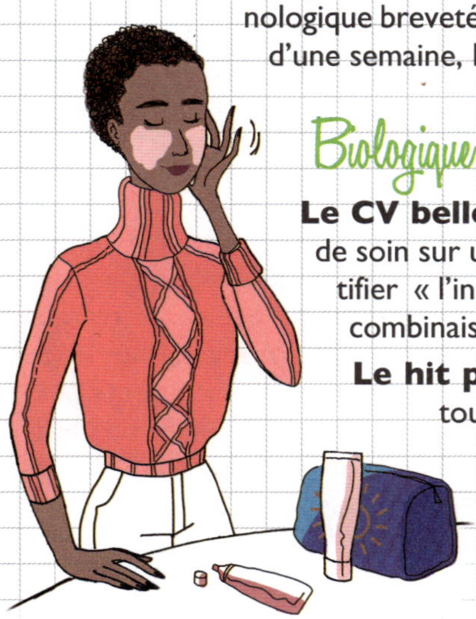

Biologique Recherche

Le CV belle peau : surefficace, la marque fonde tout son protocole de soin sur un diagnostic dermo-cosmétique pointu permettant d'identifier « l'instant de peau » de chacune pour proposer la meilleure combinaison possible. Et ça marche…

Le hit perfect skin : la Lotion P50® qui exfolie jour après jour tout en douceur pour une peau parfaitement nettoyée mais jamais irritée. Petit bémol toutefois sur son odeur, il faut le temps de s'y habituer…

Clarins

Le CV belle peau : précurseur d'une beauté naturelle et responsable, la marque se distingue par l'utilisation d'actifs issus du monde botanique pour créer des soins aux extraits végétaux de pointe alliant performance et respect de l'environnement.

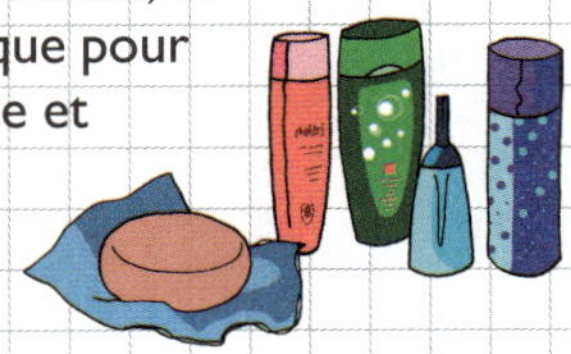

Le hit perfect skin : le Double Serum® et sa concentration inégalée de plantes qui rendent la peau plus ferme, plus dense, moins marquée et le teint plus éclatant.

Clinique

Le CV belle peau : créée par des dermatologues, sa philosophie consiste à répondre aux besoins spécifiques de chaque type de peau en lui proposant des soins sur mesure et haute tolérance, avec des rituels en 3 temps : nettoyer, exfolier et hydrater.

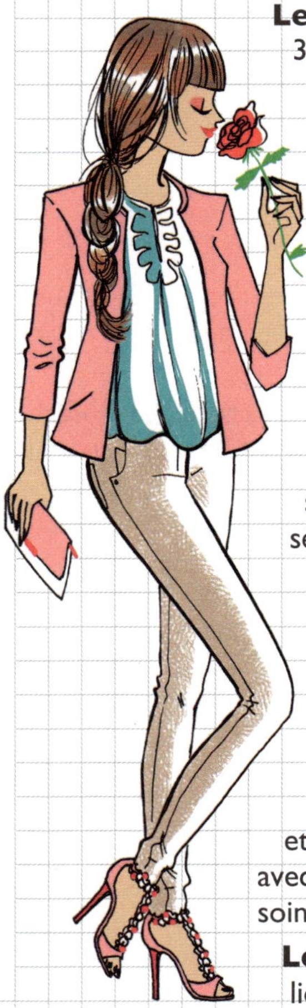

Le hit perfect skin : le Basic 3 Temps®, un programme biquotidien en 3 étapes : 1) nettoyer 2) exfolier 3) hydrater, avec des formules adaptées à chaque type de peau pour répondre au plus juste à ses besoins.

Estée Lauder

Le CV belle peau : fondée par une américaine visionnaire, Mme Estée Lauder en personne, la marque de cosmétiques est devenue une référence mondiale du soin grâce à son obsession permanente d'offrir le meilleur de la recherche et de l'innovation. Le tout sans jamais faire l'impasse sur le service et en priorisant toujours les besoins des femmes.

Le hit perfect skin : Advanced Night Repair®, un soin mythique (il s'en vend un flacon toutes les trente secondes dans le monde !), premier sérum réparateur de l'histoire de la cosmétique. Toujours incontournable.

Etat Pur

Le CV belle peau : créée par Jean-Noël Thorel, pharmacien biologiste déjà fondateur de Bioderma et Esthederm, la marque propose des produits purs, formulés sans ingrédient inutile ou potentiellement nocif. Grâce à une bibliothèque de 40 actifs purs (A+) et de 40 soins biomimétiques parfaitement assimilables et compatibles avec la peau (+B), à utiliser seuls ou combinés, on s'offre une routine de soin sur mesure à des prix défiant toute concurrence.

Le hit perfect skin : les actifs purs type zinc gluconate, acide salicylique ou acide citrique.

Filorga

Le CV belle peau : pionniers dans le domaine de l'anti-âge grand public, les laboratoires Filorga développent depuis les années 1990 des produits biologiques capables de combattre l'ensemble des signes du vieillissement (mésothérapie, peelings glycoliques et injectables de comblement…).

Le hit perfect skin : le soin Time-Filler® à l'acide hyaluronique, qui peut s'utiliser de jour et/ou de nuit, capable de corriger tous les types de rides (de contraction, de creusement comme de dessèchement).

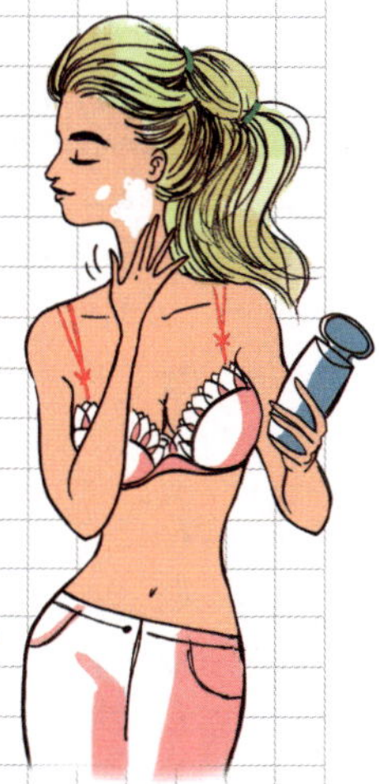

Garancia

Le CV belle peau : alliant le meilleur des actifs traditionnels botaniques made in Corée et de la technologie, Garancia est la spécialiste des formules transformistes, capables de passer d'un état à un autre pour une efficacité encore augmentée (l'huile devient lait, la mousse devient peeling…) et des actifs innovants à l'action instantanée.

Le hit perfect skin : le Pschitt Magique®, un micropeeling enzymatique en mousse qui agit en 30 secondes chrono pour rendre chaque jour le grain de peau plus jeune, plus lumineux et plus fin.

Institut Esthederm

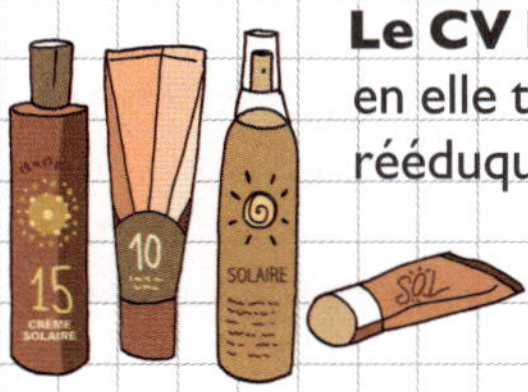

Le CV belle peau : pour Esthederm, la peau est un écosystème qui possède en elle toutes les ressources nécessaires à son épanouissement. Sa mission : la rééduquer pour lui permettre de mieux se défendre.

Le hit perfect skin : la crème visage Intolérances Solaires®, qui agit comme un vaccin en laissant passer la juste dose d'UV afin de rééduquer les capacités d'autodéfense de l'épiderme sans l'agresser.

Ioma

Le CV belle peau : cette start-up française fonde son savoir-faire sur un diagnostic détaillé de la peau grâce à sa Ioma Sphère 2®, un appareil de mesure ultra-pointu capable d'établir une radiographie précise de sa nature et de ses besoins pour délivrer une ordonnance beauté personnalisée.

Le hit perfect skin : Ma Crème®, réalisée sur mesure suivant une formule unique dosée pour traiter tous les problèmes de votre épiderme… et rien que le vôtre.

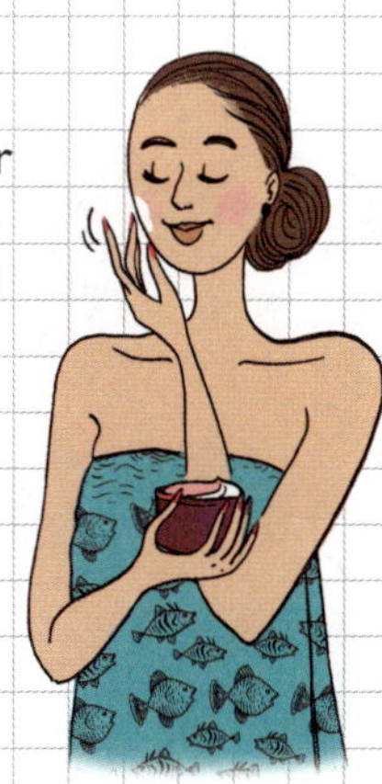

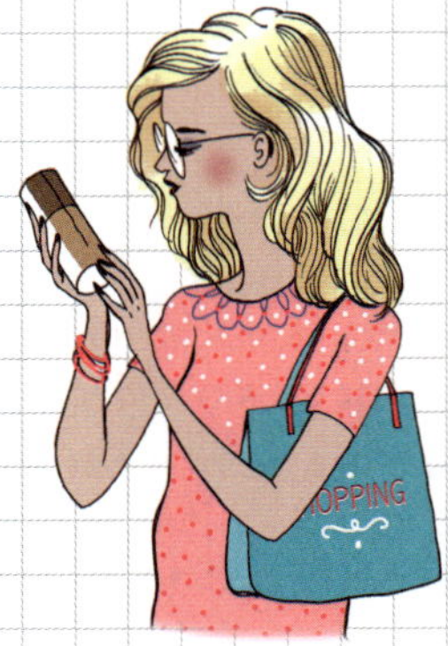

REN

Le CV belle peau : REN signifie « propre » en suédois… et si la marque est anglaise, elle n'en met pas moins en avant des formulations bioactives, naturelles, sans ingrédients synthétiques agressifs pour la peau… et divinement agréables à utiliser.

Le hit perfect skin : Glycolactic®, un masque peeling puissant aux acides de fruits destiné à faire peau neuve, réduire les ridules et améliorer visiblement l'apparence de la peau pour un teint éclatant.

Skinceuticals

Le CV belle peau : hyper technique, Skinceuticals est une des marques de cosmétiques proposant la plus forte concentration d'actifs sur le marché. Pas toujours facile à comprendre, elle recèle des trésors de formules, accrochez-vous !

Le hit perfect skin : Hydrating B5®, un sérum booster d'hydratation enrichi en hyaluronate de sodium, la forme d'acide hyaluronique utilisée par les dermatologues lorsqu'ils pratiquent des injections de comblement.

Uriage

Le CV belle peau : valeur sûre de la cosmétique thermale, la marque créée en 1992 met son expertise dermatologique mondialement reconnue au service des peaux sensibles qu'elle protège, répare et apaise grâce à son eau fortement dosée en oligo-éléments et minéraux.

Le hit perfect skin : la crème isolante réparatrice Bariéderm qui met la peau à l'abri des agressions extérieures et répare l'épiderme déjà altéré. Un véritable bouclier cutané à dégainer sans modération dès les premiers frimas !

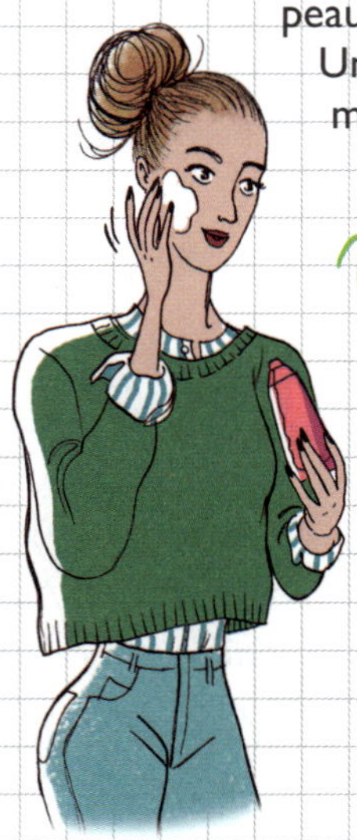

Vichy

Le CV belle peau : leader mondial de la dermo-cosmétique et pionnier du soin de la peau en pharmacie, Vichy se démarque par ses textures ultra-sensorielles et ses actifs de pointe associés à l'eau thermale de Vichy, reconnue pour ses vertus reminéralisantes.

Le hit perfect skin : Idealia®, un soin qui promet de transformer la qualité de la peau pour la rapprocher de notre rêve à toutes : grain resserré, défauts atténués, rides lissées. Avec succès !

Une peau bien dans son assiette

Entre un rythme de vie toujours accéléré, le stress, la flemme de cuisiner et la baisse de qualité de certains produits, pas étonnant que nous finissions par accuser des carences… qui se lisent directement sur la peau, véritable miroir de notre équilibre alimentaire. Pour limiter la sécheresse cutanée, l'apparition de spots, l'inconfort, la rugosité et les rougeurs, revoyez plutôt votre assiette pour manger plus juste et conserver une peau en pleine forme !

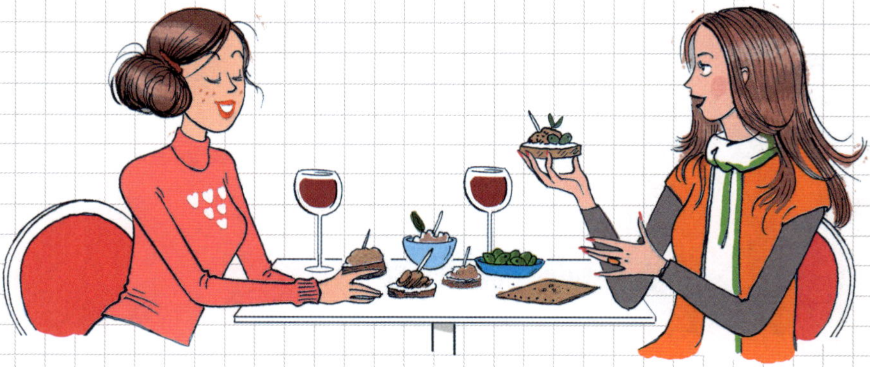

Mes beauty food

- **Le saumon** (et les poissons des mers froides), excellente source d'oméga-3, de vitamines A, D, B6 et B12, fer et calcium qui veillent au bon équilibre cutané.
- **Les noix** (noisettes, noix de cajou, amandes), une source naturelle d'acides gras essentiels et d'antioxydants.
- **Les légumes à feuilles vertes**, généralement riches en fer, en vitamines et en minéraux.
- **Les œufs,** qui apportent des vitamines B et A et du sélénium. Préférez la cuisson à la coque pour mieux en profiter.
- **Les fruits et les légumes rouges et orange**, riches en bêtacarotène, vitamine C et antioxydants.
- **Les avocats,** gorgés de vitamine E qui contribue à la souplesse de la peau en protégeant de l'oxydation les lipides présents à la surface de l'épiderme.
- **Les fruits de mer,** blindés de zinc et de sélénium qui en font les alliés des peaux mixtes.
- **Le kiwi**, pour sa teneur en vitamine C, très utile au derme dont la qualité influe sur le teint.

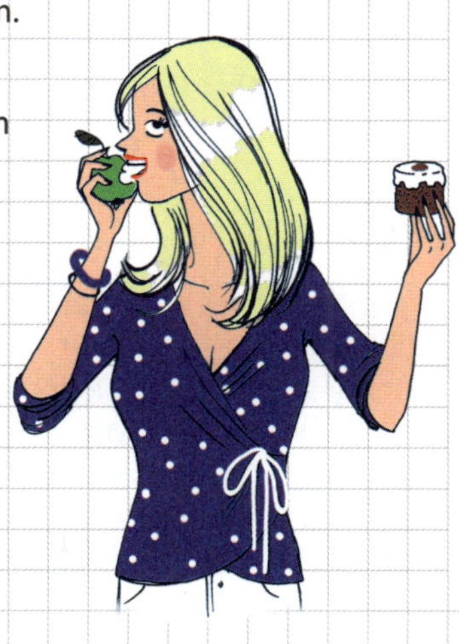

- **Le thé vert**, efficace pour éliminer les toxines responsables de notre teint terne et fatigué. Il aurait également une action protectrice contre les dommages causés par les rayons UV.
- **L'huile d'olive,** riche en acide linoléique, qui empêche l'évaporation de l'eau des cellules de la peau.
- **Le riz complet,** blindé de céramides qui préservent l'intégrité des cellules et leur cohérence, et garantit l'hydratation et la fermeté de l'épiderme.
- **L'artichaut**, un légume fibreux au fort pouvoir antioxydant.

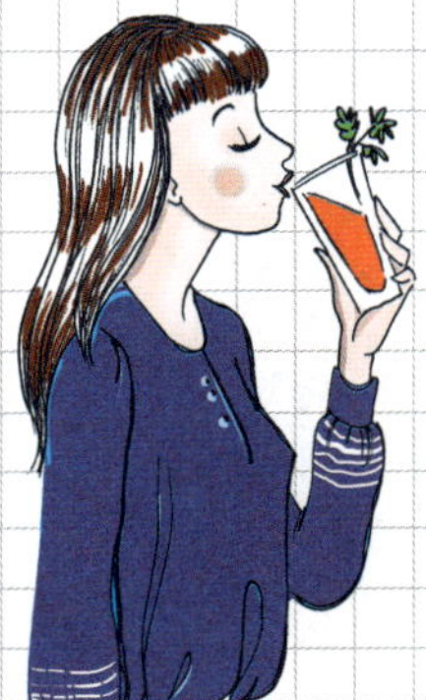

- **Le brocoli,** et ses vitamines A, B, C, E et K, qui apportent de la luminosité à la peau et régénèrent les tissus endommagés.
- **L'ail,** à saupoudrer sur ses salades pour profiter de sa forte teneur en allicine, qui aide à éliminer acné et autres infections cutanées. Sans compter ses effets antioxydants.

Mes smoothies belle peau

À vos blenders. Prêtes ? Mixez !

Recette anti-acné

2 betteraves cuites (dans l'eau bouillante, 20 minutes environ)
1 banane ou ½ mangue
Le jus de 2 oranges

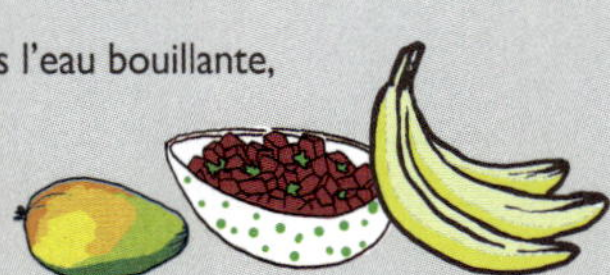

Smoothie hydratant

1 verre d'eau minérale
Le jus de ½ citron
10 grains de raisin
2 pommes avec leur peau, coupées en petits dés
½ cuillerée à café de miel

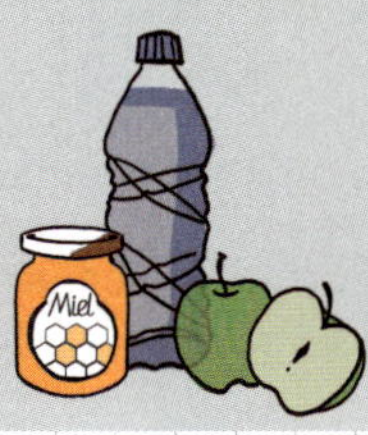

Smoothie anti-âge

1 verre d'eau minérale ou de lait
2 kiwis en morceaux
Le jus de 1 orange
1 tasse de fraises coupées en morceaux
4 glaçons
1 cuillerée à café de sucre

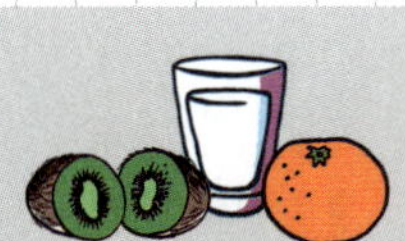

Smoothie éclat

150 g de framboises
2 grandes tranches de melon
1 bouquet de céleri
1 verre d'eau minérale

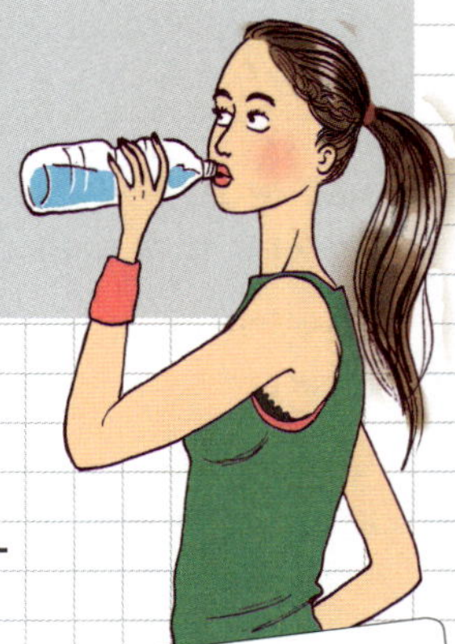

Les probiotiques, quèsaco ?

Les probiotiques sont des micro-organismes vivants, des bactéries bienveillantes pour notre corps. En permettant à la flore intestinale de se reconstituer toute seule, d'éliminer les mauvais germes et de se remettre au travail, elles aident à maintenir l'équilibre de tout l'organisme et améliorent les défenses naturelles de la peau. On les trouve dans les yaourts ou le lait fermenté, la choucroute ou

De l'eau à gogo… mais pas au goulot !
À force de porter sa bouteille à la bouche, on accentue les ridules déjà existantes et on favorise l'apparition de nouveaux sillons. La parade : boire dans un verre ou une bouteille à bec, l'idée étant d'arrêter d'aspirer pour laisser les contours respirer…

les olives. Bon point également pour les prébiotiques, ces fibres alimentaires qui stimulent la croissance des probiotiques et sont présentes dans les asperges, les artichauts et dans les amidons résistants comme la banane, les légumineuses, le riz ou les pommes.

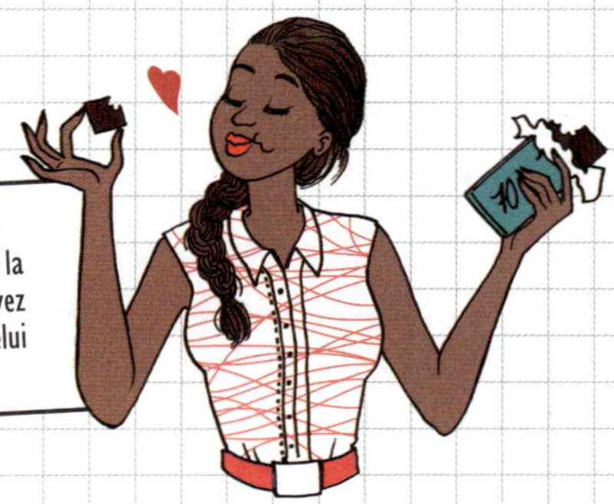

Vrai ou faux ? « Le chocolat donne de l'acné »
FAUX ! Ce n'est pas le cacao en lui-même qui est mauvais pour la peau, mais bien le lait et le sucre qui y sont ajoutés. Vous pouvez donc continuer à manger du chocolat, mais optez plutôt pour celui qui contient au moins 70 % de cacao.

Dis-moi ton vice, je te dirai quel complément alimentaire choisir !

Fumeuse : vitamines C et E (cure de 1 mois), lycopène (en cure de 1 mois chaque fois que la peau vire au gris, plutôt que du bêtacarotène car l'association tabac + bêtacarotène est suspectée de faire augmenter les risques de cancers), sélénium (pendant 3 mois).

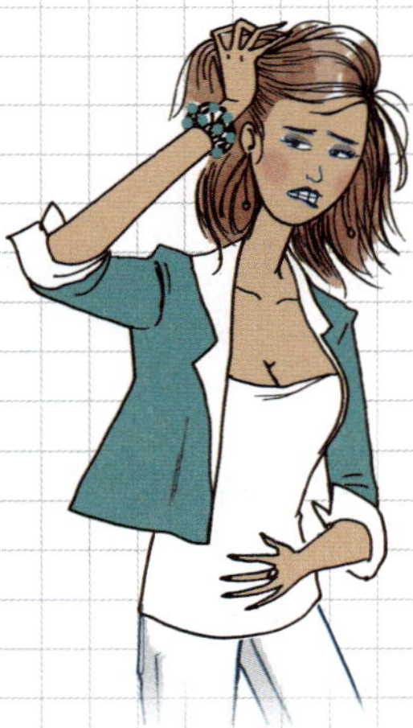

Accro au sport : lycopène (cure de 1 mois), magnésium (cure de 3 mois à renouveler en cas de fatigue), acides gras essentiels (cure d'oméga-3 pendant 6 à 8 semaines).

Citadine : flavonoïdes (sous forme de compléments alimentaires antioxydants, en cure de 1 mois à chaque changement de saison), vitamines C et E (cure de 1 mois), zinc (cure de 2 mois), sélénium (cure de 3 mois), acides gras essentiels (cure d'oméga-3 pendant 6 à 8 semaines).

Grande sensible : vitamine B (cure de 3 mois), acides gras essentiels (cure d'oméga-3 pendant 6 à 8 semaines), zinc (cure de 3 mois).

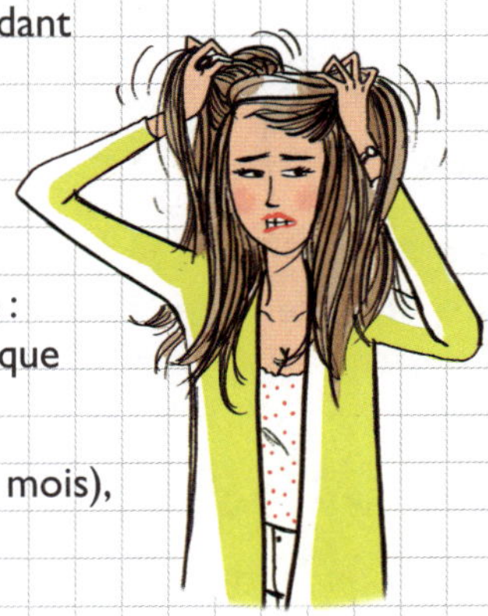

Noctambule : tryptophane (l'un des 8 acides aminés essentiels qui joue sur le sommeil, en cure de 3 mois), vitamine B6 (cure de 3 mois), mélatonine (en cas d'insomnies : 1 mg à 5 mg de 30 minutes à 1 heure avant le coucher jusqu'à ce que le sommeil soit à nouveau régulé).

Stressée : magnésium (cure de 3 mois), vitamine B6 (cure de 3 mois), zinc (cure de 3 mois).

Je m'auto-masse donc j'embellis

3 exercices de gym faciale pour lisser la peau, activer la circulation et remuscler les contours : un coup de jeune sans bistouri !

Défroisser le front

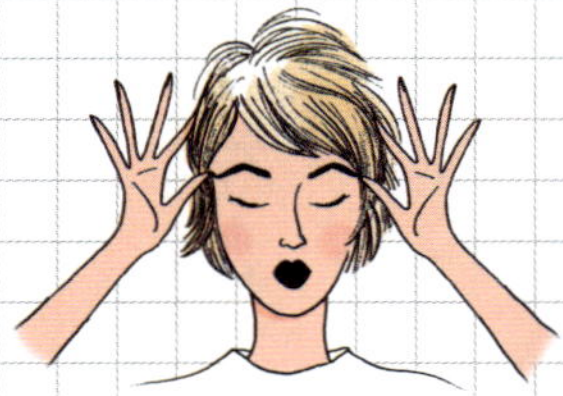

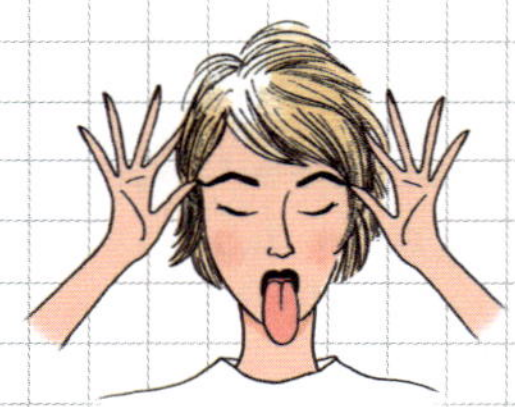

Cet exercice vise à défroisser le front, lisser la ride du lion (située entre les sourcils) et éclairer le regard. Une parenthèse relaxante à répéter sans modération !

Le déroulé : posez les pouces à la naissance des sourcils, puis faites-les glisser lentement jusqu'aux tempes, en pressant assez fort. Refaites le même trajet en partant du dessus des sourcils (vous pouvez recommencer une fois en lissant le haut du front). Terminez en tirant bien la langue pour étirer tous les muscles de la mâchoire, détendre le visage et activer la circulation.

La fréquence : au moins 3 fois de suite pour chaque trajet, tous les jours.

Le tip : pendant l'exercice, entrouvrez la bouche et essayez de relâcher le menton afin de chasser les tensions accumulées dans les maxillaires.

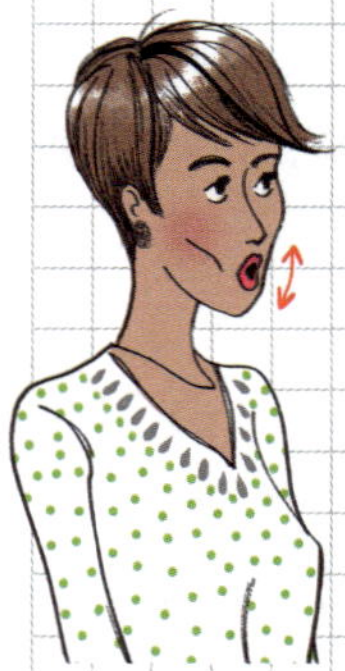

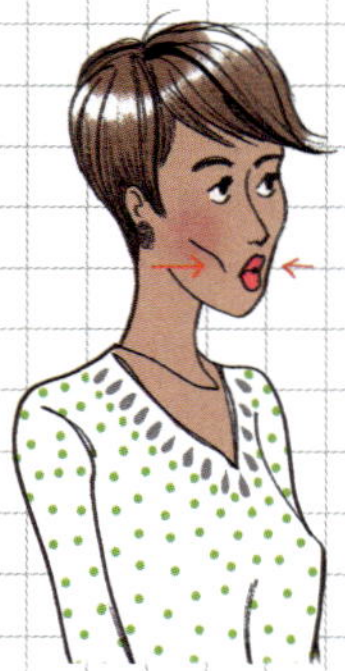

Drainer

Pour relancer la microcirculation et faire monter le rose aux joues tout en les raffermissant et en tonifiant les lèvres, lancez-vous sans hésiter dans cet exercice dit du « poisson ».

Le déroulé : face à un miroir, « aspirez » les joues jusqu'à ce qu'elles soient pincées par les dents. Effectuez 5 petits mouvements de baiser du bout des lèvres, puis relâchez. Recommencez.

La fréquence : au moins 5 fois, tous les jours.

Le tip : terminez en exerçant un point de pression de chaque côté du visage, en haut de l'oreille, mains sur la tête. Fermez les yeux et relaxez-vous en respirant profondément.

Sculpter l'ovale du visage

Idéal pour redynamiser les muscles du visage, dessiner des contours plus nets et ralentir le vieillissement, cet exercice a pour but de resculpter l'ovale. Un contouring sans maquillage en somme !

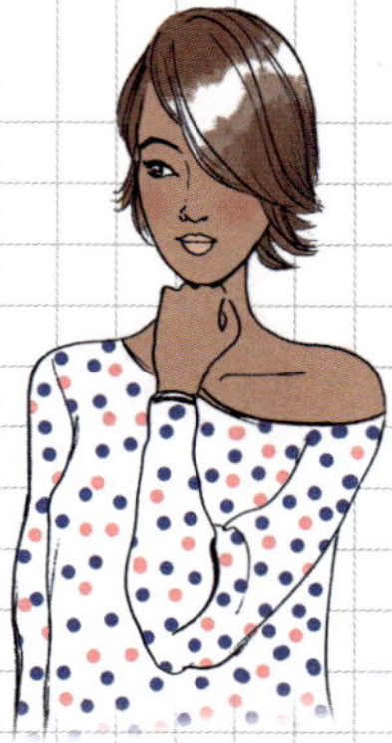

Le déroulé : face à un miroir, appuyez très fortement votre menton contre votre poing. Accentuez encore la pression, comme si vous vouliez lever votre poing et baisser la tête. Réalisez l'exercice au moins 10 fois en maintenant pendant 10 secondes.

La fréquence : une série, 2 fois par semaine.

Le tip : devant votre ordi, dans le bus, sous la douche, dès que vous avez 5 minutes à perdre, pensez à répéter A, E, I, O, U en articulant bien, effet lifting garanti !

C'est bien la cosmétique instrumentale ?

Zoom sur 3 beauty tools qui changent vraiment la donne.

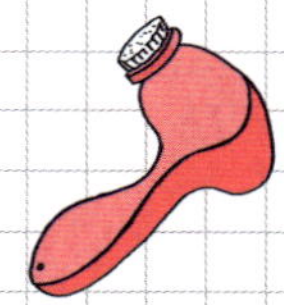

La brosse nettoyante

Démocratisé par l'arrivée tonitruante de la Clarisonic chez Sephora (avant, il fallait la rapporter des US sous le manteau), le démaquillage à la brosse a de quoi séduire. Composée de poils ou de picots en silicone plus ou moins denses, elle s'utilise avec un produit nettoyant que l'on dépose sur sa tête humidifiée. On effectue ensuite des mouvements circulaires sur le visage, puis on rince. À la clé, une peau nettoyée en profondeur, des pores désobstrués, un teint plus lumineux et une peau plus lisse. Idéale pour les peaux mixtes à grasses et toutes les accros à la sensation de « peau nette ». Attention, toutefois aux épidermes sensibles qui devront choisir une tête nettoyante pour peaux fragiles et limiter l'usage de la brosse à 2 ou 3 fois par semaine.

L'éponge Konjac

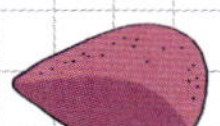

Sa texture poreuse gonfle au contact de l'eau pour permettre de nettoyer le visage en douceur à l'aide d'un produit démaquillant, mais aussi de le rincer. L'éponge décuple le pouvoir moussant du produit nettoyant et procure également un léger massage qui stimule la circulation sanguine et promet une peau nette, saine et bien éclatante. Ecologique, économique et ultra-efficace, elle peut s'utiliser sans modération grâce à sa grande douceur mais sera moins efficace que la brosse sur les maquillages épais.

Le stylo anti-spots

À appliquer sur le bouton déjà éclos ou en devenir, l'embout de cet outil belle peau émet deux longueurs d'ondes de lumière : bleue pour atteindre les couches supérieures de l'épiderme et réguler la sécrétion de sébum et rouge pour pénétrer jusqu'au derme et aider à faire disparaître les boutons plus rapidement tout en limitant l'apparition de cicatrices.

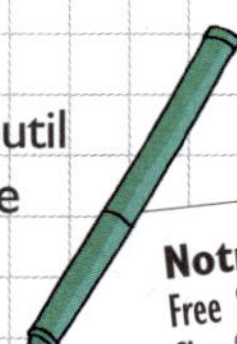

Notre best of...
Free Skin® de Talika
Clear® de mé™
Zeno Mini® de Zeno.

Le dico « belle peau »

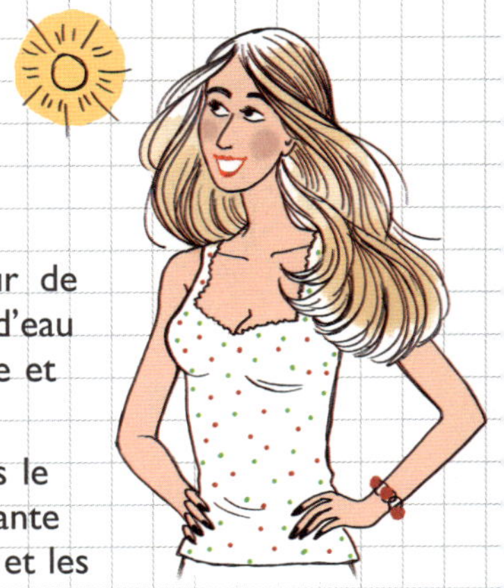

Parlez-vous belle peau ? En cas de doute, ouvrez notre dico !

Antioxydants : on regroupe sous ce terme les vitamines C et E, polyphénols, resvératrol et autres extraits d'algues qui aident à protéger les cellules de l'organisme contre les radicaux libres.

Céramides : ces lipides sont l'équivalent du ciment d'un mur de briques : ils relient entre elles les cellules mortes, freinant la perte d'eau et la pénétration de substances nocives tout en donnant souplesse et cohésion à la couche cornée.

Collagène : cette protéine fibreuse naturellement présente dans le tissu cutané est comparable à une armature : jeune, elle est résistante et élastique, mais avec l'âge, sa qualité et sa production diminuent et les rides apparaissent.

Élastine : cette protéine est une composante essentielle de la souplesse de la peau. Au fil du temps, elle a tendance à se raréfier dans le derme pour laisser place à une peau plus mince et donc plus ridée…

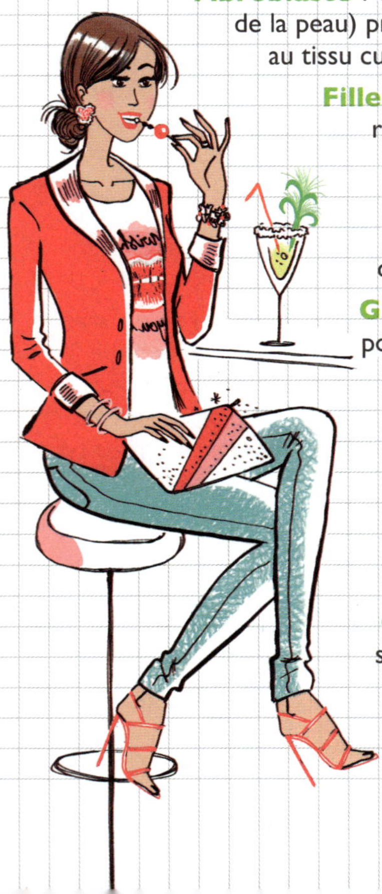

Fibroblaste : cette cellule de soutien du derme (la couche moyenne de la peau) produit le collagène qui donne sa densité et sa souplesse au tissu cutané.

Filler : ce soin de comblement a pour mission de réduire les rides en colmatant les sillons.

Flavonoïdes : ces substances naturellement présentes dans les légumes, les fruits, les céréales, le thé et le vin piègent les radicaux libres et permettent à la peau de mieux résister aux agressions extérieures.

Glycation : bon sur nos papilles, le sucre est bon aussi pour nos cellules, puisqu'il les aide à produire de l'énergie. Mais une petite partie se fixe au passage sur les fibres de collagène et les rigidifie au fil du temps, rendant la peau moins souple et moins ferme…

Mélanine : ce pigment est fabriqué par les cellules de la peau à laquelle il donne sa coloration plus ou moins foncée. Son rôle consiste entre autres à l'aider à se protéger des UV.

Oméga-3 : ces acides gras essentiels (que le corps ne sait pas fabriquer) augmentent la tolérance et la résistance de l'épiderme face aux UV et permettent à la peau de recevoir tout l'oxygène et les nutriments dont elle a besoin.

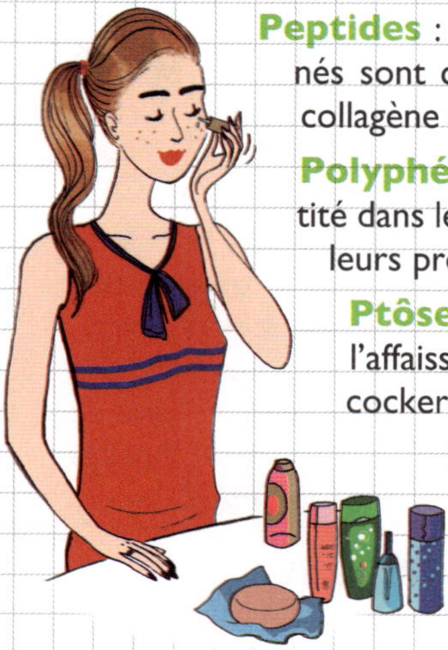

Peptides : ces petites chaînes composées en moyenne de 3 à 5 acides aminés sont chargées d'envoyer des signaux qui stimulent la production de collagène ou d'acide hyaluronique.

Polyphénols : ces molécules végétales, qu'on retrouve en grande quantité dans le vin rouge ou le thé vert, sont très utilisées en cosmétique pour leurs propriétés anti-oxydantes.

Ptôse : c'est le relâchement des muscles et du tissu cutané qui crée l'affaissement du visage et l'apparition des bajoues ou des yeux de cocker.

Radicaux libres : ces molécules, sur-fabriquées dans nos cellules sous l'effet d'agressions telles que la pollution, le tabac ou encore les UV, sont responsables d'un vieillissement prématuré des cellules.

Rétinol : c'est la forme active de la vitamine A, un puissant antioxydant qui aide à lutter contre le vieillissement.

Le dico des acides

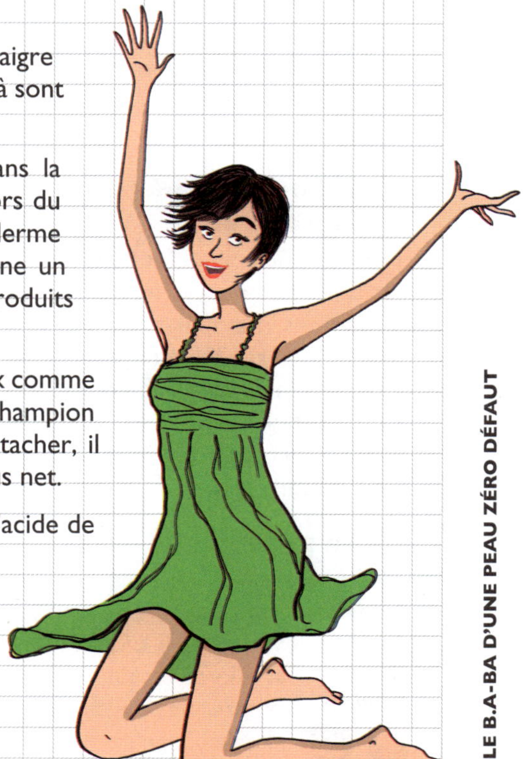

Se mettre de l'acide sur la peau ? Et pourquoi pas du vinaigre ou de la soude caustique ? Pas de panique, ces acides-là sont nos amis. Et même de précieux alliés…

Acide hyaluronique : naturellement présent dans la peau, il possède une capacité de rétention en eau hors du commun. Capable de réguler l'hydratation de l'épiderme en formant un film protecteur non occlusif qui donne un toucher très doux et velouté c'est l'actif star des produits repulpants et anti-âge.

Acide salicylique : synthétisé par certains végétaux comme le saule ou la reine-des-prés, l'acide salicylique est un champion de l'exfoliation. En aidant les cellules mortes à se détacher, il dégrise le teint, l'uniformise et le rend plus lisse et plus net.

Acide glycolique : issu de la canne à sucre, c'est l'acide de fruits le plus utilisé.
Son credo ? L'éclat, via l'accélération de la desquamation et donc du renouvellement cellulaire. Plus fine, la peau devient plus lisse et plus lumineuse.

10 commandements pour une peau saine

❶ Ta peau tu démaquilleras

Deux fois par jour, même quand elle n'est pas maquillée, pour la débarrasser du sébum, des impuretés, des cellules mortes et des particules de pollution.

❷ Régulièrement tu la nettoieras

Un gommage une fois tous les 15 jours pour les peaux sensibles et sèches et une fois par semaine pour les peaux mixtes à grasse pour garder un teint lisse et frais, et permettre aux actifs de mieux pénétrer.

❸ En douceur tu l'exfolieras

Gommage mécanique (en grains) ou chimique (grâce aux enzymes), à vous de jouer en fonction de la sensibilité de votre épiderme.

❹ Un masque adapté tu lui offriras

À l'argile pour un effet buvard et un teint matifié, version crème pour une réhydratation instantanée et un vrai coup d'éclat, en gel pour un effet apaisant et un bain d'hydratation ou en bio-cellulose, ce papier pré-imprégné à effet « seconde peau » qui repulpe et efface la fatigue d'un seul geste.

❺ En profondeur tu la traiteras

Pour une peau rayonnante, investissez dans un sérum, capable de s'infiltrer dans les couches profondes de la peau, là où votre soin ne peut pas se glisser, grâce à sa texture fluide ultra-concentrée.

❻ Ton épiderme tu soigneras

Impossible d'afficher très longtemps une jolie peau sans lui offrir une dose de crème de soin matin et soir. Sans compter que sans toile de fond hydratante, le fond de teint tient moins bien et la poudre fait des plaques…

❼ Les UV tu filtreras

En été… mais aussi tout au long de l'année. Même derrière les nuages, le soleil tape, et si 50 % des UV reçus par la peau le sont pendant les mois chauds, pensez à vérifier que votre crème contient un filtre solaire…

❽ Ton contour de l'œil tu draineras

Dès 25 ans, l'application d'un soin spécifique – massé depuis le coin de l'œil en partant vers les tempes – permet d'activer la circulation et empêche les cernes de s'installer.

❾ La nuit tu répareras

C'est pendant que vous dormez que la peau se régénère : donnez-lui un petit coup de pouce avec un soin de nuit réparateur et régénérant…

❿ Et chaque jour, tu recommenceras !

La clé d'une peau belle et en pleine santé, c'est la régularité. L'épiderme se renouvelle toutes les trois semaines environ et a donc besoin de soins constants pour rester bien hydraté, éclatant et lisse. Vous voilà prévenues…

Chapitre 2

Mes rituels beauté

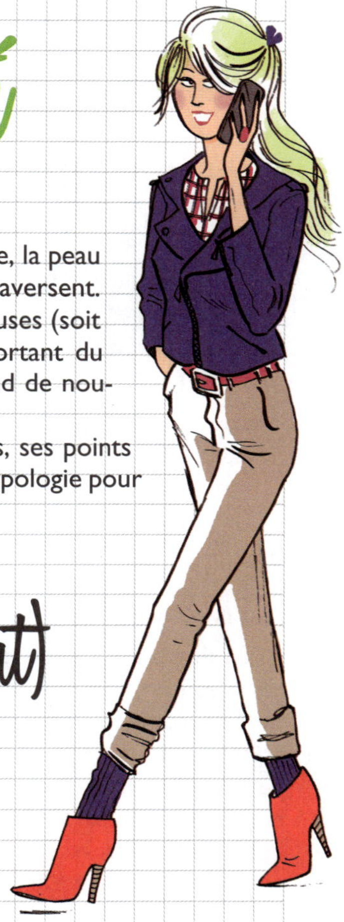

Tantôt sèche, tantôt grasse, parfois tachée, voire à fleur d'elle-même, la peau vit, interagit et montre souvent les joies et les soucis qui nous traversent. L'épiderme ne contenant pas moins de 720 000 terminaisons nerveuses (soit environ 50 pour 100 mm^2 !), c'est l'organe sensoriel le plus important du corps. Pas étonnant qu'il réagisse si bien aux massages et soit friand de nouvelles textures et de formules sur mesure !
Mais connaissez-vous vraiment la nature de votre peau, ses besoins, ses points forts et ses points faibles ? Nous vous proposons d'identifier votre typologie pour adopter la routine beauté qui va la rendre belle pour longtemps.

Test : connaissez-vous (vraiment) votre type de peau ?

Grasse ou mixte ? Sèche ou sensible ? Vous avez un doute ?
Plus pour longtemps !

1 Votre teint est plutôt…

- ● Mat
- ■ Clair
- ◆ Très clair
- ▲ Très mat

2 Vous et les boutons…

- ▲ C'est une longue histoire
- ● C'est une relation épisodique
- ◆ C'est un one shot dont vous vous passeriez bien
- ■ C'est le grand inconnu

3 Au soleil…

- ◆ Vous brûlez
- ▲ Vous rougissez avant de caraméliser
- ● Vous dorez à point
- ■ Vous tannez

4 Vous brillez…

- ▲ De mille feux
- ● Juste sur la zone T
- ◆ Juste par vos idées
- ■ Non, vous restez toujours mate

⑤ Votre peau tiraille...

■ En permanence
◆ En alternance
● Juste après la douche
▲ Quand on vous chatouille

⑥ Les changements de température...

◆ Se lisent sur votre visage
▲ Vous laissent de marbre
■ Sont pénibles en hiver
● Se font rarement sentir

⑦ Vos pores...

■ Quels pores ?
◆ Sont dilatés
● Sont trop dilatés
▲ Vous dépriment totalement

⑧ Vous rougissez...

■ Quand on monte la clim
● Quand un beau mec vous fait un compliment
▲ Quand vous oubliez d'hydrater votre peau
◆ D'hiver en été

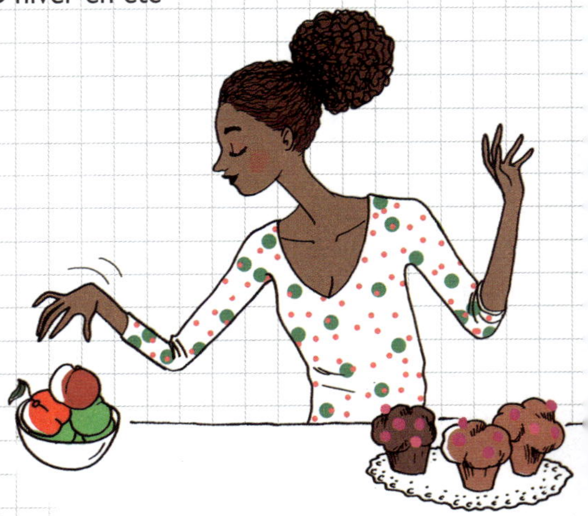

Faites vos comptes !

▲	●	◆	■

Vous avez un maximum de ▲ : *votre peau est grasse*

Grain de peau épais, pores dilatés, tendance à voir bourgeonner boutons blancs et points noirs, le tout couronné d'un aspect plutôt terne, la peau grasse est souvent vécue comme une malédiction personnelle. Et comme si ça ne suffisait pas, elle est victime d'un paradoxe qui la rend souvent compliquée à soigner correctement : bien que riche en sébum, elle manque cruellement d'eau. Or, on a souvent tendance à la décaper encore plus pour la matifier, amplifiant au passage son déséquilibre. Mais bonne nouvelle : les peaux grasses marquent et vieillissent beaucoup moins que les autres et il suffit d'appliquer la bonne routine pour la garder sous contrôle !

Vous avez un maximum de ● : *votre peau est normale à mixte*

C'est le type de peau le plus répandu chez les 20-35 ans. Un peu brillante sur la zone T, un peu sèche sur les joues, elle a surtout besoin d'une bonne dose d'hydratation et de soins spécifiques sur le front, le nez et le menton. L'idéal : un soin hydratant matifiant qui va lui apporter l'eau dont elle a besoin tout en régulant le sébum quand il se fait trop remarquer.

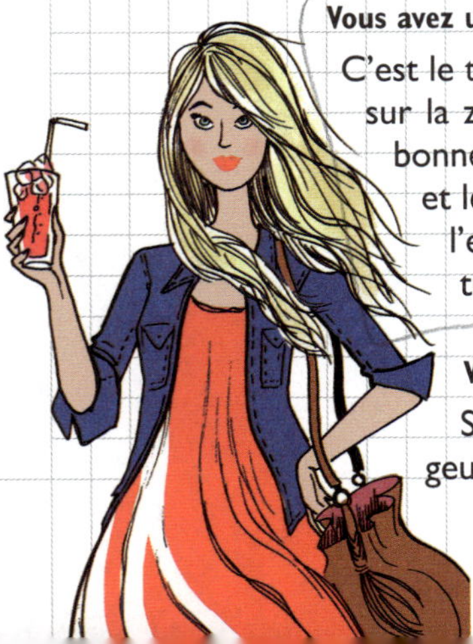

Vous avez un maximum de ◆ : *votre peau est sensible*

Sujette à l'inconfort, aux tiraillements, aux picotements, aux rougeurs. Parfois douloureuse dans les espaces climatisés ou exposée au

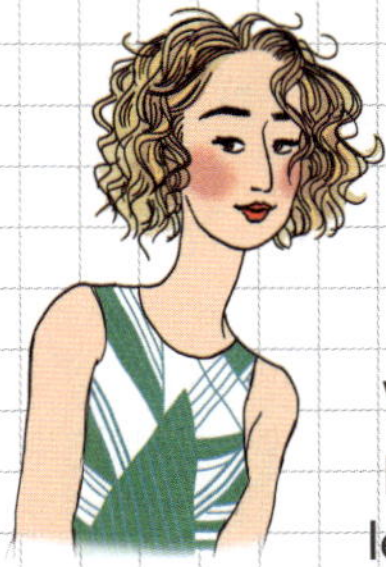

froid, la peau sensible peut en prime se révéler grasse, mixte ou sèche. Et comme elle est particulièrement fine et fragile, elle accuse facilement rides et ridules. Pour l'apaiser, offrez-lui des soins calmants et adoucissants ainsi qu'un hydratant adapté pour la nourrir ou l'assainir.

Vous avez un maximum de ■ : *votre peau est sèche*

Fine mais uniforme, parfois en léger manque d'éclat, la peau sèche est généralement belle et son grain fin. Mais en contrepartie, elle s'avère inconfortable : facilement irritée, elle tiraille, gratouille et peut même s'enflammer quand le mercure dégringole. Et, faute d'hydratation et de lipides présents en quantité suffisante dans sa couche cornée, elle marque et vieillit plus rapidement. Heureusement, un soin riche et bien dosé en hydratation permet de contrebalancer efficacement le phénomène.

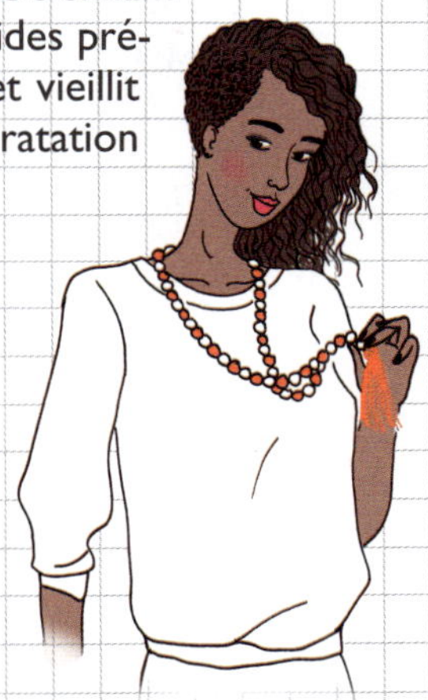

Chacune cherche son soin…

Souvent les textures varient, relançant le dilemme au moment d'opter pour un soin version crème, huile ou sérum… Petit précis de typologies.

La crème

C'est le résultat d'une émulsion huile dans eau, mais la proportion de chaque ingrédient modifie sa texture.

Elle est riche quand l'huile domine, et s'adresse alors aux peaux sèches à très sèches qui seront réconfortées par son action nourrissante et protectrice.

Une crème fluide est quant à elle majoritairement constituée d'eau : plus légère et essentiellement hydratante, elle convient aux peaux normales à mixtes et/ou déshydratées.

L'huile

Elle a longtemps souffert d'une mauvaise réputation cosmétique : supposée collante, grasse et impossible à absorber, on la cantonnait à un usage estival limité au corps et aux cheveux. En tête de liste du réquisitoire, sa tendance à rester en surface et à boucher les pores. Or, si ce reproche était fondé il y a encore une dizaine d'années, les huiles ont su revoir leurs recettes et abandonner progressivement les fortes concentrations minérales au profit de corps gras liquides plus légers pour des formules sèches faciles à vaporiser et à faire pénétrer. Un vrai réconfort pour les peaux très sèches que l'huile enveloppe d'un cocon de nutrition longue durée.

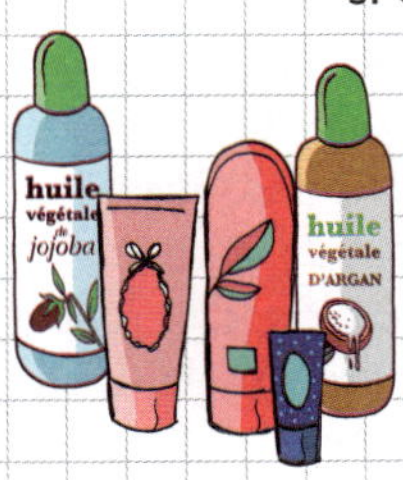

Le sérum

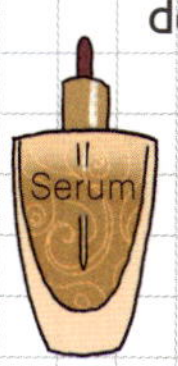

Il présente une formule fluide mais beaucoup plus concentrée qu'une crème en actifs ciblés (anti-âge, hydratant, anti-imperfections…). Grâce à cette texture, les ingrédients pénètrent plus vite et de manière optimale dans la peau pour favoriser son autoréparation, renforcer sa barrière hydrolipidique et stimuler la production de fibres de soutien. Plus chers que les soins classiques, on en utilise toutefois très peu à chaque application. Un bon renfort à partir de 30 ans, quand la peau commence à moins bien récupérer. Le sérum est le premier produit de soin à appliquer sur la peau. À compléter d'une crème plus ou moins riche selon son type de peau, ou d'une huile pour les épidermes en mal de nutrition.

Date limite de consommation

Il n'y a pas que les yaourts qui se périment, les produits de beauté aussi doivent être consommés dans un délai raisonnable !

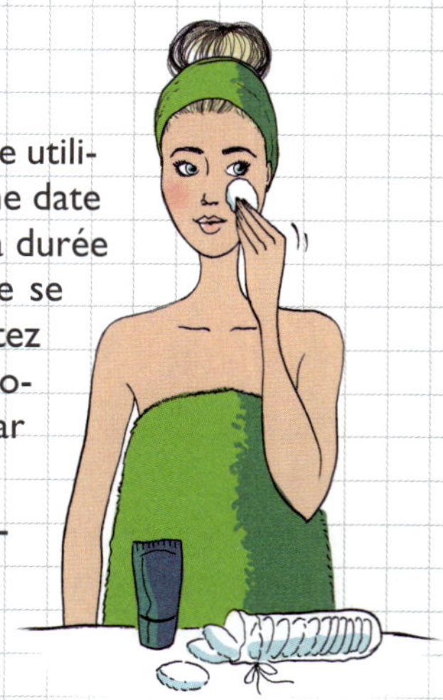

À renouveler tous les 6 mois…

- **Les soins du visage :** une fois entamée, une crème de soin doit être utilisée dans les 6 mois : de plus en plus de formules affichent d'ailleurs une date de péremption (picto représentant un pot, avec un chiffre indiquant la durée de vie après ouverture), vérifiez-la ! Pour éviter que votre crème ne se détériore trop vite, rebouchez-la bien entre chaque utilisation et optez pour les flacons pompes qui évitent les contacts directs avec le produit. Accro aux pots ? Utilisez une petite spatule (souvent fournie par la marque) ou un coton-tige pour prélever vos doses quotidiennes…
- **Les démaquillants :** tous les produits nettoyants agissant à proximité de l'œil ou au contact des paupières doivent être régulièrement renouvelés pour éviter les irritations. Une fois ouverte la formule risque de s'oxyder et d'être moins efficace.

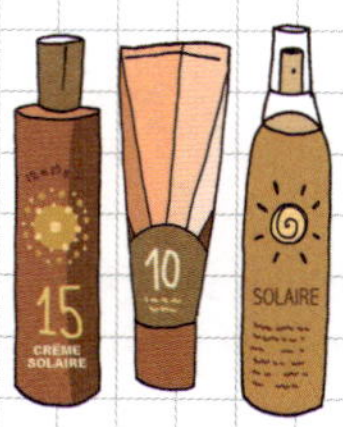

À renouveler tous les ans…

- **Les solaires :** il est impératif de renouveler ses crèmes d'un été sur l'autre car si leur texture est conçue pour résister à la lumière et à l'humidité, les filtres chimiques s'altèrent avec le temps. Bref, aucun truc ne peut étendre leur durée de vie !

La chronobiologie : concept New Age ou réalité scientifique ?

Depuis plus de 40 ans, les chercheurs s'appliquent à démontrer que notre organisme obéit à des rythmes internes réglés par un ensemble d'horloges biologiques. Et la cosmétique n'a pas tardé à s'intéresser aux bénéfices beauté de ce processus baptisé « chronobiologie ». En clair, cette science étonnante enseigne que notre vie est conditionnée par des rythmes inscrits dans nos gènes, et qui varient donc d'un individu à l'autre. Ce qui explique que les fonctions biologiques

de chacune évoluent différemment mais de façon cyclique selon les saisons, la température ou l'alternance du jour et de la nuit.
Le jour, vers 10 heures du matin, la peau est au top de sa forme, veloutée, éclatante, sans excès de sébum…
Ça se corse vers midi, avec un ralentissement du flux sanguin qui fait paraître plus pâle. Autour de 14 heures, la sécrétion de sébum est à son climax et la zone T se met à briller.
En fin d'après-midi, les signes de fatigue apparaissent et la sensibilité épidermique augmente.
Puis vient la nuit, avec une baisse de la température et de la sudation, une perte d'eau et une augmentation de la perméabilité qui la rend plus réceptive aux actifs des soins. CQFD.

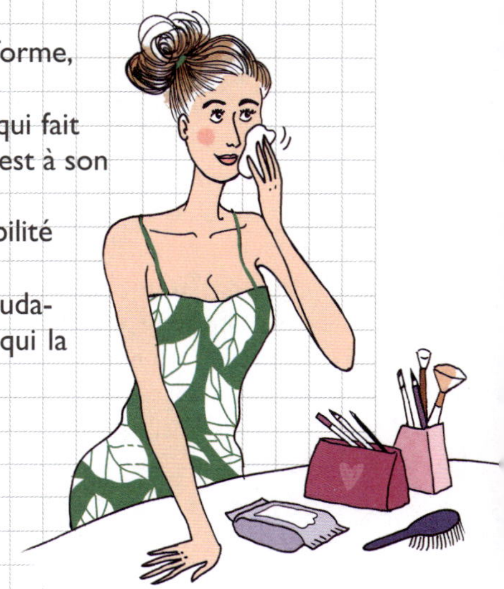

Ma crème et moi…

Quel actif choisir, quel dosage repérer, quel décryptage faire ?

Je veux… un booster d'hydratation

Biocompatible, biodégradable, biomimétique et idéal pour repulper la peau et restaurer son taux d'hydratation, c'est l'acide hyaluronique qu'il vous faut ! Désormais fabriquée *via* des procédés biotechnologiques (avant, il fallait broyer des crêtes de coq pour l'obtenir…) cette molécule-éponge capte simultanément l'eau de l'air et celle qui s'évapore du corps et multiplie par 1 000 son volume pour redistribuer l'eau dans l'épiderme. Suivant sa taille (haut, moyen ou bas poids moléculaire), elle pénètre plus ou moins loin dans les couches cutanées pour cicatriser et régénérer. Dans les soins, sa concentration se situe le plus souvent entre 0,5 et 1 %. Si elle n'est pas mentionnée, vérifiez à quelle place elle figure dans la liste des ingrédients (son autre petit nom : le sodium hyaluronate) : plus elle se trouve au début, plus son taux sera élevé.

À shopper : Sérum Booster de Novexpert® et Hydrating B5® de Skinceuticals.

Je veux… une peau qui fonctionne à plein régime

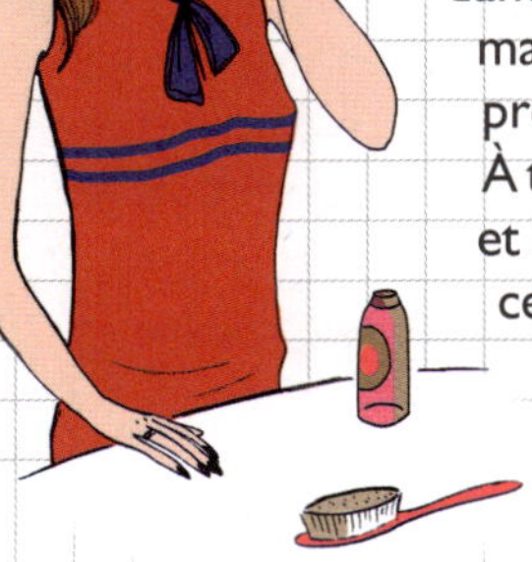

Adoptez les peptides, qui stimulent les fonctions naturelles des cellules. Certains sont spécialistes de la production de collagène et d'élastine (la protéine responsable de l'élasticité des tissus), d'autres augmentent l'hydratation du derme, transmettent les messages ou servent de transporteurs, et tous sont antioxydants. Leur fonction principale : la régénération et l'élimination des inflammations. Ainsi les mélanges de peptides ont la capacité de contrôler les processus de la peau, et notamment le vieillissement cutané.
À traquer sur les étiquettes, la présence des deux stars des peptides, l'Argireline et le Matrixyl. Leur dosage doit idéalement être compris entre 2 et 5 %, mais certaines formules sont moins dosées pour assurer une meilleure tolérance.

À shopper : Crème riche Morpho-correctrice® de Mediceutics et crème Premium Ex® de Liérac.

Je veux… un effet anti-âge complet

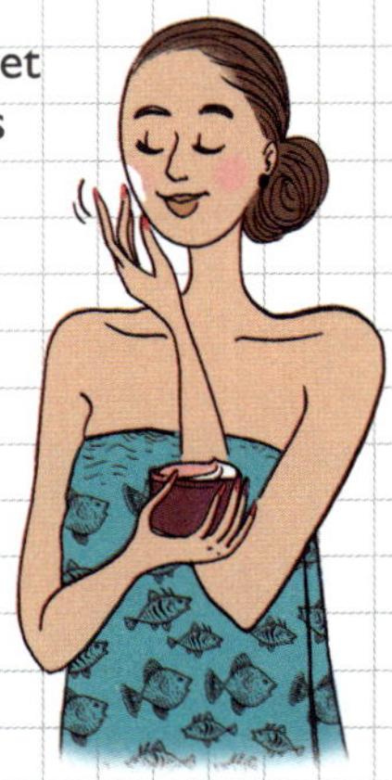

Optez pour le rétinol, qui agit à la fois en surface, au niveau de l'épiderme et du derme : parfait pour réparer les dommages liés aux expositions solaires ou pour améliorer la texture de la peau. En surface, il a un effet exfoliant qui lisse le grain et favorise l'éclat. En profondeur, il stimule le renouvellement cellulaire et joue un rôle antioxydant de pointe. Pour obtenir les meilleurs résultats, il faut une concentration importante en rétinol (au minimum 0,3 %), or, ce taux pouvait auparavant se révéler irritant pour les peaux fines ou sensibles. Aujourd'hui, les laboratoires ont réussi à développer de nouvelles gammes à base de rétinol intégrant des agents anti-inflammatoires ou régulant sa libération et sa diffusion dans l'épiderme, qui a ainsi le temps de gérer sa répartition. Plus de risque, juste le bénéfice !

À shopper : Soin de nuit au rétinol StriVectin® et la gamme Ystheal® d'Avène.

Je veux… un épiderme bien nourri

Faites confiance aux céramides, ces molécules d'acide gras qui enrobent les cellules de l'épiderme. Elles font office de « colle » pour maintenir la cohésion des cellules entre elles et garantir une structure saine à la peau. On les retrouve dans la couche superficielle de la peau (l'épiderme) sur laquelle elles forment une barrière protectrice. Moralité : un manque de céramides et la peau s'assèche et devient vulnérable aux agressions extérieures, faisant apparaître rougeurs, rides et ridules. À choisir dans une concentration équivalente à 3 %, la plus classique du marché.

À shopper : la gamme Céramide Lift &Firm® de Elizabeth Arden et Derm Act Sérum Hydratant® de Académie Scientifique de Beauté.

Je veux… prévenir l'apparition des rides

Misez sur le resvératrol, un puissant polyphénol antioxydant présent dans certains fruits comme les mûres ou le raisin (et donc dans le vin, ce qui explique en partie les effets bénéfiques de celui-ci sur la santé, ce que les Anglo-Saxons ont baptisé le French Paradox). Sur la peau, cette molécule est connue pour augmenter la durée de vie des cellules grâce à sa capacité à stimuler la production des protéines de longévité : les sirtuines. Cicatrisant et doté d'une action ciblée sur les rides et les signes de l'âge, c'est l'allié anti-radicalaire parfait. Les experts recommandent une concentration à 5 % ou un dosage de 70 mg par flacon.

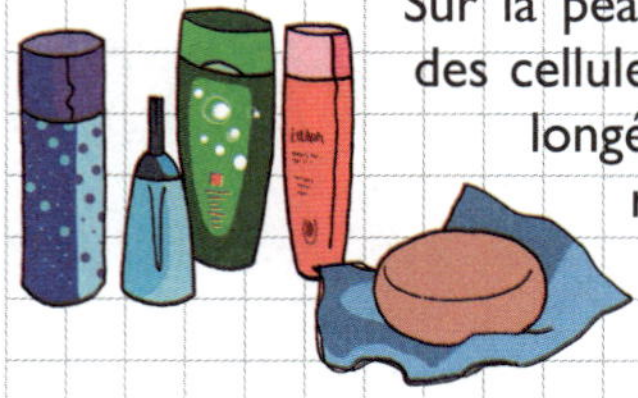

À shopper : la crème Cachemire Redensifiante® de Caudalie et le soin Resvératrol® d'Etat Pur.

Les duos de choc

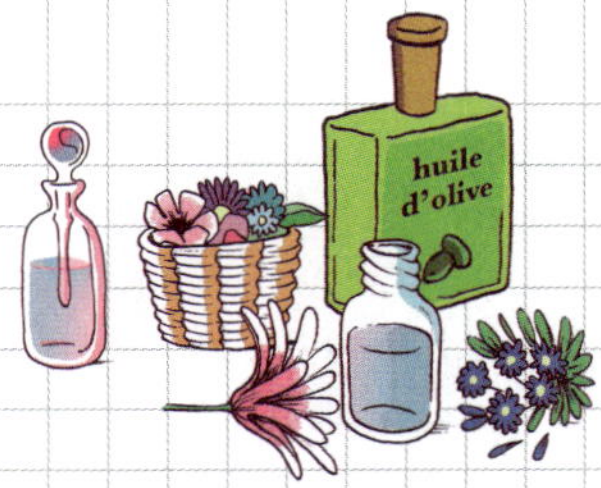

Combiner entre eux les meilleurs actifs belle peau c'est l'assurance d'un résultat vraiment efficace !

Acide hyaluronique + resvératrol pour lisser

Le premier répare en profondeur et le second reste en surface pour un effet lissant immédiat.
Comme dans... la gamme Resvératrol Lift® de Caudalie.

Acide hyaluronique + rétinol pour booster l'éclat

Stimulation maximale de la production de collagène d'un côté et coup de fouet pour relancer le renouvellement cellulaire et consolider les structures cutanées.
Comme dans... la gamme Glow® du Dr Brandt, en vente chez Sephora.

Acide hyaluronique + peptides pour redensifier

Une combinaison d'actifs repulpants et de cicatrisants tissulaires pour redynamiser le métabolisme cutané.
Comme dans... le sérum Mystérieux Repulpant® de Garancia.

Ma routine peau sensible

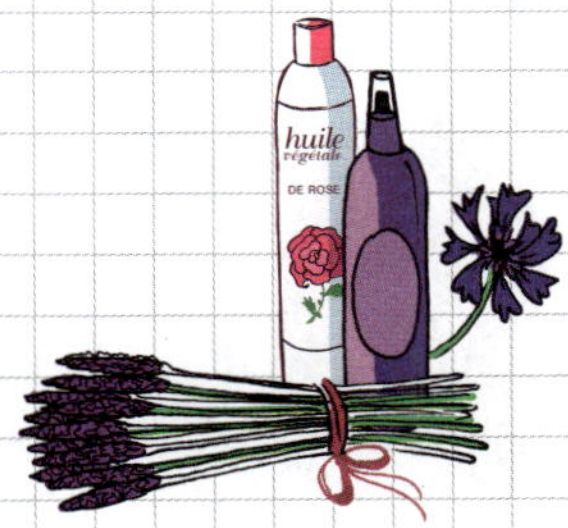

Jouez l'apaisement...

Ça pique, ça gratte, ça tire. Irritable, intolérante, inconfortable, la peau réactive devient carrément incontrôlable quand le mercure ou les émotions s'emballent.

Ma to-do list

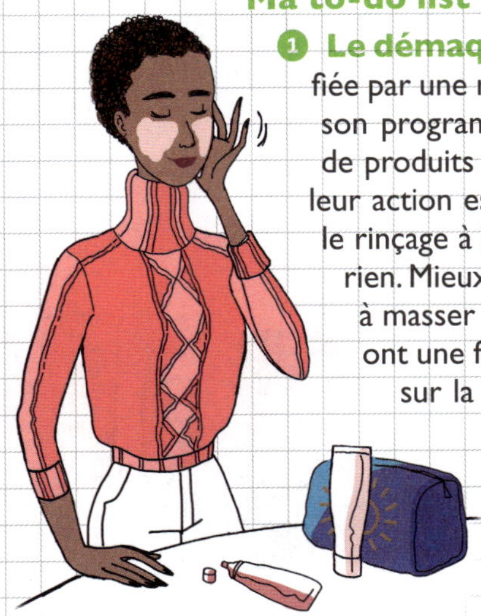

1 Le démaquillage. Sachant que la sensibilité de la peau est souvent amplifiée par une routine de démaquillage mal adaptée, on revoit minutieusement son programme habituel. Pour commencer, on recommande aux adeptes de produits moussants de revoir leur copie : blindés d'agents tensio-actifs, leur action est vécue comme une agression par les épidermes sensibles, et le rinçage à l'eau largement additionnée de calcaire et de chlore, n'arrange rien. Mieux vaut donc investir dans un lait à appliquer sur tout le visage et à masser délicatement du bout des doigts car les particules de pollution ont une forme étoilée qui griffe la peau si on frotte. Puis, les mains à plat sur la peau, on appuie légèrement avant de les soulever en douceur pour décoller les impuretés sans agresser les tissus.

2 Côté soin, on évite certains actifs mal tolérés comme les acides de fruits et la vitamine C et on opte pour des formules misant sur l'acide hyaluronique ou l'urée. Si la

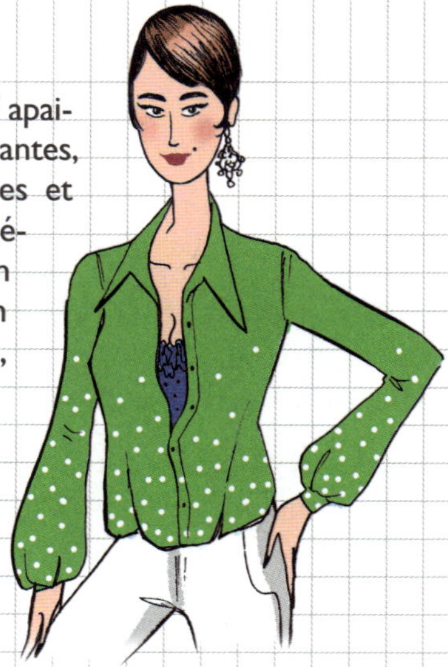

peau a tendance à chauffer et à rougir, on lui offre un actif apaisant comme l'allantoïne (un ingrédient naturel issu de plantes, qui favorise la régénération cellulaire des peaux exposées et agressées) ou la centella (une plante asiatique aux propriétés régénérantes et cicatrisantes) qui réduisent la sensation d'échauffement et on se dirige vers des soins enrichis en décongestionnants et boosters de microcirculation (ruscus, mélilot, vigne rouge...).

3 **On y va progressivement.** Comme la peau réactive n'aime pas la nouveauté, on commence par appliquer le soin choisi 1 jour sur 3 avant de renouveler à échéance de plus en plus rapprochée si on constate une bonne tolérance et des progrès là où on en recherchait !

Help ! SOS couperose

Également appelée « rosacée », cette affection inflammatoire du visage se manifeste par la dilatation des petits vaisseaux et l'apparition de rougeurs diffuses, ou flushes, qui montent aux joues et au front à la moindre variation de température, émotion ou exposition solaire. Rouge et douloureuse, la peau devient très irritable.

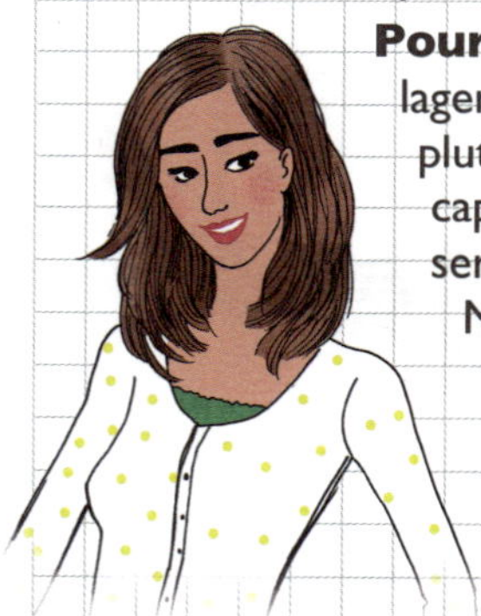

Pour l'apaiser, évitez de vous tartiner de dermocorticoïdes qui vont soulager et apporter un répit... jusqu'au prochain embrasement ! Protégez plutôt la peau en limitant les pertes d'eau et en renforçant l'élasticité des capillaires grâce à des crèmes riches et à des soins conçus pour normaliser la microcirculation.

Misez par exemple sur la crème traitante anti-rougeurs Sensiphase® de A-Derma et son extrait d'avoine Rhéalba® qui permet de diminuer les flux sanguins cutanés, d'atténuer visiblement les flushes, ou la crème Rubialine® des laboratoires SVR qui renforce les parois capillaires et libère de l'eau au moindre échauffement. Mais si les signes persistent, une visite chez le dermato s'impose...

Le make-up contre-attaque

Pour une peau protégée et sublimée, on dégaine un fond de teint cocooning version poids plume qui respecte l'épiderme et lui apporte du confort.

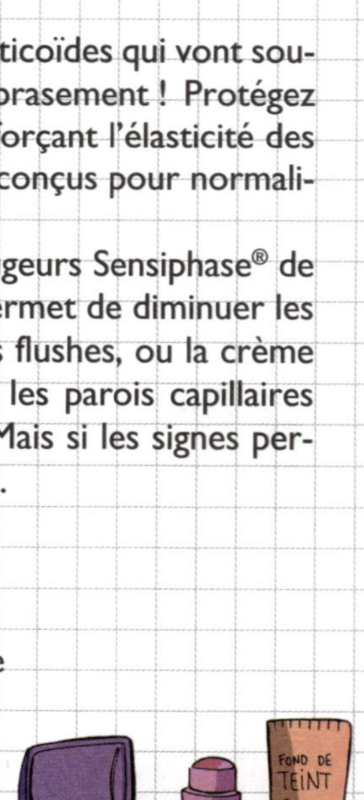

Privilégiez les formules hypoallergéniques ou 100 % minérales à base d'acide hyaluronique et contenant très peu de nickel, potentiellement irritant. En cas de doute, vérifiez la présence d'oxydes de fer dans la formule : ces colorants d'origine naturelle sont désignés par les numérotations CI 77491 (rouge), CI 77492 (jaune), CI 77499 (noir) et CI 77489 (orange).

Leur dosage est moins important dans les formulations bio chez des marques comme SO'BiO, Lavera ou Phyt's. Et quand l'épiderme ne supporte vraiment plus rien, imposez-vous une détox make-up, le temps que tout rentre dans l'ordre. Si Alicia Keys peut sortir sans maquillage, vous pouvez le faire !

Mon beauty bento : les aliments pompiers de la peau

Les graines de lin et les graines de chia qui contribuent à réduire les inflammations ;

Les poissons sauvages, comme le saumon, qui fournissent acides gras et oméga-3 anti-inflammatoires ;

Le curcuma, le gingembre, l'ail, les oignons et les légumes crucifères (comme le brocoli, le chou, le chou vert…), qui contribuent à combattre l'hypersensibilité de la peau.

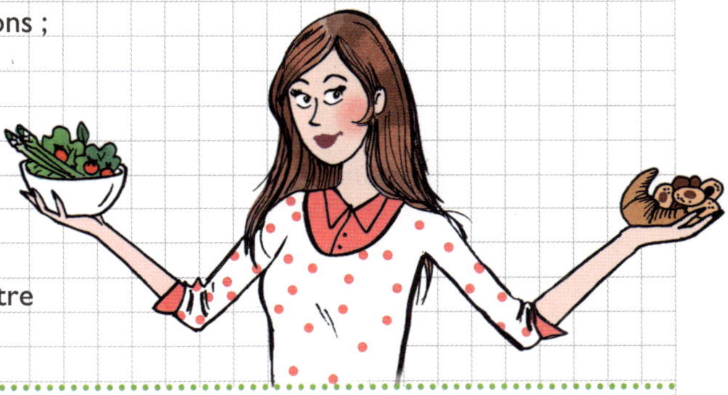

La question qui tue :
« Ma peau réagit à tout… je dis adieu à la cosméto ? »
Non, mais limitez les risques en optant pour des soins allégés en ingrédients, et bien sûr sans alcool. Investissez dans une formule estampillée « peaux sensibles », qui contient des actifs extincteurs anti-inflammatoires capables d'atténuer le flush en renforçant les vaisseaux sanguins et de consolider les défenses cutanées pour faire remonter le seuil de tolérance. En période de grand froid, appliquez une couche de soin (à la texture plus enveloppante) sur votre base « SOS » (voir page ci-contre).

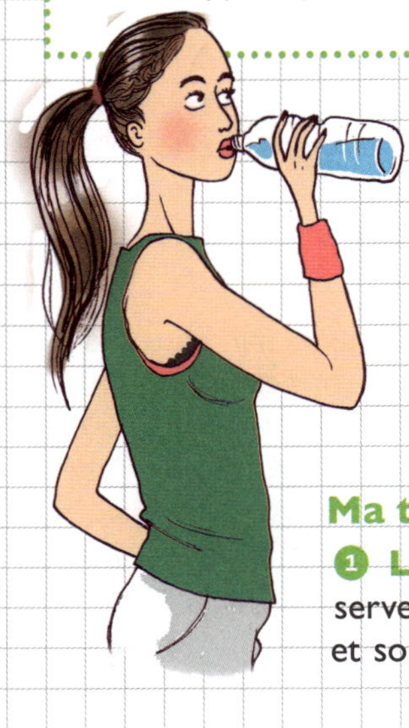

Ma routine peau sèche

Mettez la peau sous perf…

Rugueuse et inconfortable, elle pèle et craquelle au moindre prétexte. La faute à un film protecteur incapable de retenir l'eau dans la couche cornée.

Ma to-do list

❶ **La peau sèche est pauvre en céramides**, ces lipides qui servent de « dégrippant » aux cellules cutanées et leur assurent élasticité et souplesse. En cas de carence, la cohésion de la barrière cutanée n'est

plus assurée et l'épiderme devient inconfortable, il se met à tirailler et à cartonner. Pour commencer à nourrir la peau dès le démaquillage, on lui offre donc un nettoyage au lait, appliqué avec la pulpe des doigts, complété d'une brumisation d'eau thermale, séchée ensuite par petits tapotements avec un mouchoir en papier. Vous ne pouvez pas vous passer d'eau ?
Misez sur un syndet, savon très doux formulé sans tensioactifs agressifs, sur une huile ou sur un baume relipidant qui limiteront les dégâts du calcaire de l'eau du robinet grâce à leur fort pouvoir nutritif. Bien vues les gammes Lipikar anti-déssèchement® de La Roche-Posay et Xémose® d'Uriage, blindées d'actifs surgraissants.

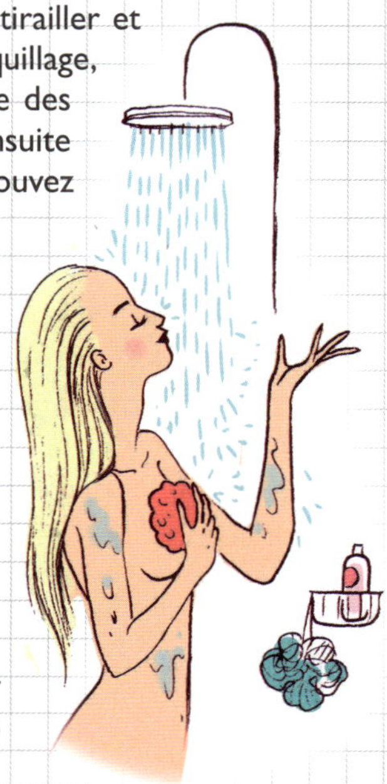

2 **Côté soin,** les peaux sèches ont besoin d'un produit riche, contenant plus d'huile que d'eau pour laisser un léger film de protection sur la peau et freiner l'évaporation. Le but est de reconstituer une barrière cutanée de qualité qui permette à l'épiderme de mieux se défendre. Optez pour une crème de jour hyper protectrice à base de céramides, de vitamines et de corps gras et une formule nuit sous forme d'huile ultra-relipidante.

3 **Une fois par semaine, nourrissez votre peau sèche** en profondeur en lui offrant un masque hydratant, à base de beurre de karité, ou encore d'huile de blé ou d'argan. Laissez poser 15 minutes avant de retirer le surplus à l'aide d'un kleenex, puis vaporisez un spray d'eau thermale pour favoriser la pénétration des actifs.

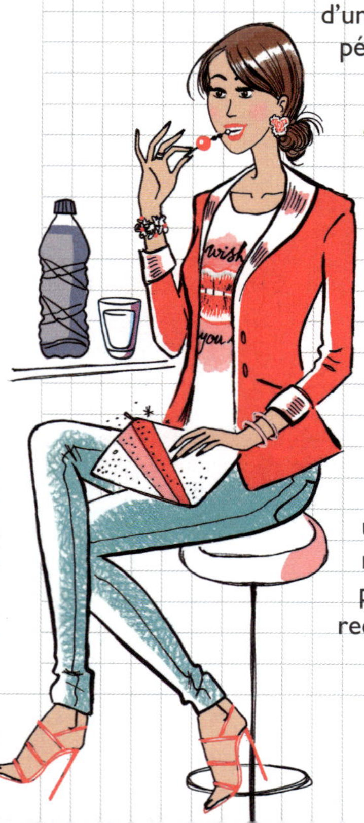

Paie ta tournée au bar… à eaux

L'eau thermale… chargée de bienfaits en tous genres puisqu'elle revendique des effets apaisants, réparateurs, cicatrisants et anti-inflammatoires… D'une pureté bactériologique absolue, elle a longtemps transité de montagnes en glaciers pour se charger de minéraux avant d'arriver à la source qui la mettra en pots ou en bouteilles.

L'eau de mer… concentre tous les éléments minéraux indispensables à la vie. Une fois débarrassée de son sel, elle présente une composition quasi-identique à celle du plasma sanguin. D'où une parfaite assimilation de ses actifs par la peau. Grâce à ce phénomène d'osmose, la barrière cutanée laisse passer les glucides, protéines et vitamines contenues dans les micro-algues pour recharger les cellules et restaurer l'équilibre.

L'eau florale... aussi appelée « hydrolat », c'est la cousine haute tolérance de l'huile essentielle. Issue du processus de distillation de plantes aromatiques, elle est chargée des principes actifs de sa plante d'origine mais dans une version aqueuse douce et non allergisante. Très agréable en pulvérisations après une séance de sport, elle supprime les risques de réactions cutanées même chez les peaux fragiles. Les peaux sèches pourront vaporiser sans modération des hydrolats de bleuet (apaisant), fleur d'oranger (régénérant), de rose de Damas (tonifiant), tilleul (calmant) ou ylang-ylang (adoucissant). On pschitte, on laisse sécher et on profite du meilleur de la plante et de l'eau...

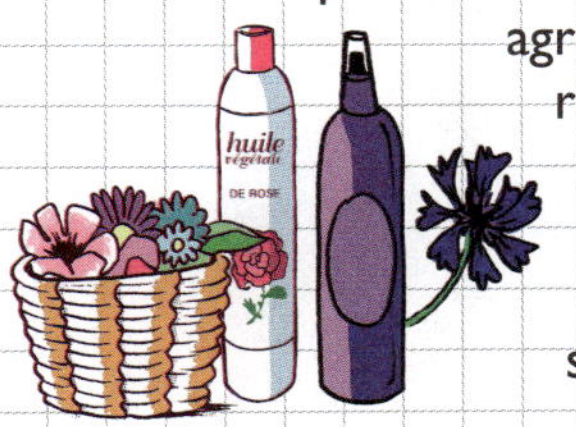

Le make-up contre-attaque

Pour contrer la sécheresse cutanée, optez pour un fond de teint à la texture ultra-confortable boosté en actifs hydratants (vitamine E, acide hyaluronique, eau florale) et assouplissants pour nourrir l'épiderme et lui rendre son éclat. L'idéal ? Une formule enrichie en eau qui va non seulement habiller la peau mais aussi l'abreuver en continu tout au long de la journée, et en huile émolliente pour lui apporter tout le confort dont elle a besoin.

Mon beauty bento

L'huile d'olive, ses graisses saturées et sa forte concentration en vitamine E qui nourrissent la peau, la protègent et participent au renouvellement cellulaire.
Les amandes qui contiennent de l'acide linoléique ayant pour propriété de nourrir la peau en profondeur ;

Les œufs, très riches en lutéine qui boostent la production d'élastine, gage de souplesse et d'élasticité pour la peau.

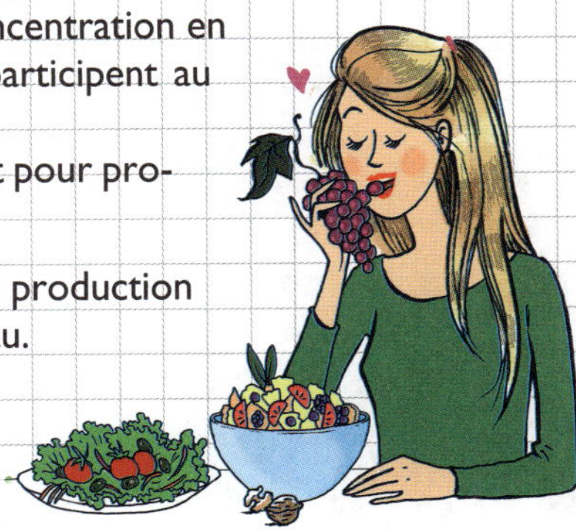

La question qui tue :
« Mais au fait, ma peau est-elle sèche ou déshydratée ? »
Pas facile de les distinguer ! La peau déshydratée tiraille ponctuellement, pique et manque de souplesse mais ne présente pas de signe de sécheresse ni de desquamation visibles. Il s'agit plutôt d'une sensation d'inconfort. La peau sèche, elle, ne manque pas d'eau mais de lipides. Son film protecteur ne parvient plus à produire assez de sébum pour maintenir sa fonction barrière. Résultat : face aux agressions extérieures, l'épiderme tiraille non-stop, pèle et desquame.

Ma routine peau à imperfections

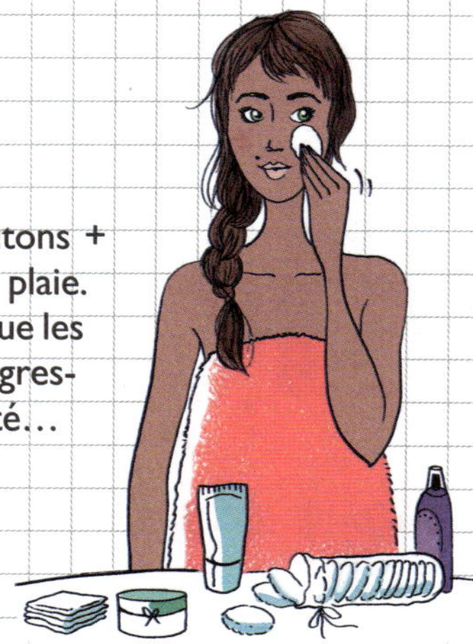

Gagnez la guerre des boutons !

Pores dilatés (surtout sur la zone T) + points noirs + boutons + excès de sébum : avoir une peau mixte ou grasse, c'est la plaie. Mais, heureusement, pas que : moins sèche et moins fragile que les autres, elle vieillit aussi moins vite et supporte mieux les agressions. Elle a juste besoin d'un rituel rééquilibrant bien adapté…

Ma to-do list

1. **Un démaquillage et un nettoyage** en règle matin ET soir, même si vous ne vous maquillez pas, car outre les fards, poussière, reliefs de pollution et transpiration s'agglomèrent en surface et se mêlent au sébum pour former le cocktail bouche-pores idéal et le terrain propice à la formation de boutons et de comédons. Un nettoyage doux biquotidien permet de déloger tous les résidus et de faire peau nette. Côté texture, privilégiez les soins moussants à rincer enrichis en actifs purifiants comme le gluconate de zinc et le sulfate de cuivre, et les huiles démaquillantes en général, qui capturent les impuretés et les résidus sans agresser la peau.

2. **Appliquez une lotion nettoyante sans alcool, pour ne pas décaper, suivie d'un sérum** le soir et d'un sérum + un soin le matin.
Une fois l'épiderme bien nettoyé, prenez le temps de pschitter votre visage à l'eau thermale pour réduire la taille des pores. Vous pouvez alors appliquer un sérum à base d'acide glycolique qui affine le grain de peau et élimine en douceur les cellules mortes, empêchant du même coup les bactéries de s'installer. Appliquez-le matin et soir, et le matin, misez en plus sur un fluide hydratant léger pour apporter à la peau l'eau dont elle a besoin.

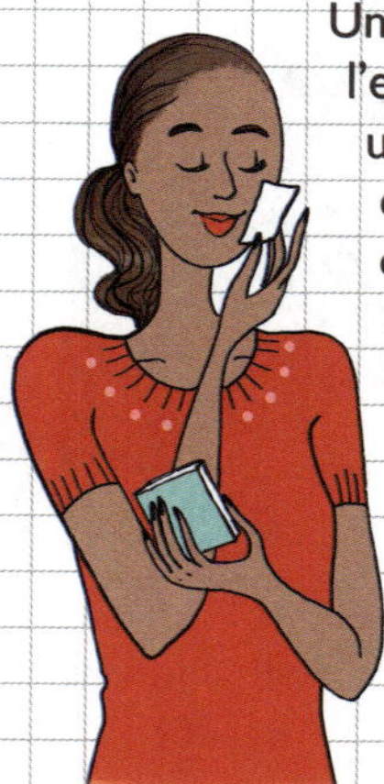

3. **Contrôlez la brillance** durant la journée à l'aide d'une poudre anti-sébum ou de papier matifiant et une fois par semaine maximum, exfoliez votre peau en douceur avant de laisser poser un masque purifiant à l'argile pour resserrer les pores et les nettoyer sans agresser. La fausse bonne idée ? Extraire ses comédons, car une fois le pore libéré de force, il reste ouvert et ne tarde pas à se remplir : retour à la case départ… en pire !

Help ! Les pores de l'angoisse

Dilatés, encombrés, on ne voit qu'eux, coupables de nous gâcher le teint et de nous brouiller le make-up. Un seul mot d'ordre pour retrouver une mine uniforme : fermez-les ! Et pour cela, une seule solution, mettre l'accent sur le démaquillage en choisissant des produits nettoyants doux mais capables de dissoudre les impuretés avant que le pore ne se bouche. Matin et soir, on élimine le film sébacé mêlé de poussières, voire de nicotine, à l'aide d'une lotion ou d'un gel nettoyant sans savon pour éviter les résidus irritants. Et on complète sa routine d'un fluide matifiant et régulateur de sébum. Certaines formules boostées en silicone permettent même de flouter le grain de peau pour rendre les pores moins visibles. À consommer cependant avec modération car le silicone a tendance à encombrer les pores… un comble !

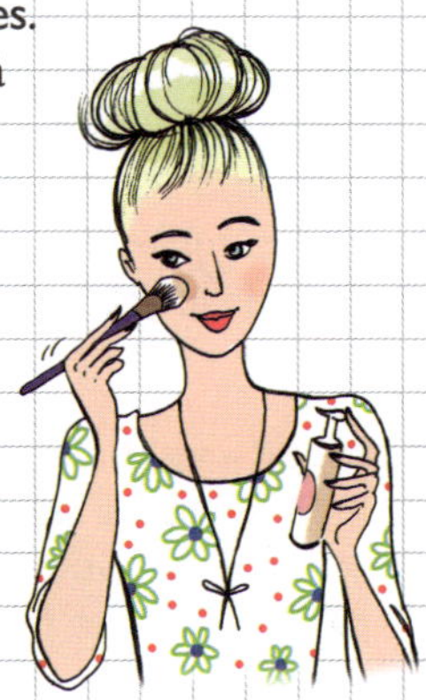

Le make-up contre-attaque

Pour unifier et camoufler, on adopte un fond de teint hydratant sans corps gras enrichi d'actifs « buvard » pour absorber l'excès de sébum et suffisamment couvrant pour dissimuler les imperfections. Bonne pioche ? Les géniaux Dermablend® de Vichy, insoupçonnable pour un résultat bluffant, et Anti-Blemish® de Clinique, fluide et léger mais ultra-couvrant.

Mon beauty bento

- **Les fruits de mer**, pour leur teneur en zinc et en sélénium aux effets reconnus contre l'acné : ils permettent non seulement de lutter contre les bactéries responsables des boutons, mais aussi de limiter l'inflammation et donc d'atténuer les rougeurs ;
- **L'artichaut**, champion de la détox, qui désengorge le foie et la vésicule biliaire. Et quand ces deux-là sont en forme, la peau est belle !
- **Le thé vert** qui possède une action drainante et favorise donc l'élimination des déchets.

La question qui tue : « J'en fais quoi de ce bouton ? »
Que celle qui n'a jamais cédé à la tentation d'éclater discrètement un spot aux toilettes me jette le premier stick asséchant ! On a beau savoir qu'il vaut mieux éviter, rapport au risque d'infection bactérienne aggravant, difficile de résister. Pour limiter les dégâts et les cicatrices, utilisez toujours un Kleenex et pas vos doigts potentiellement porteurs de germes, et arrêtez si ça fait mal, signe d'une inflammation indurée que vous ne feriez qu'empirer. Enfin, gardez à portée de mains un stylo anti-imperfections qui va camoufler et désinfecter pour mieux assécher le bouton.

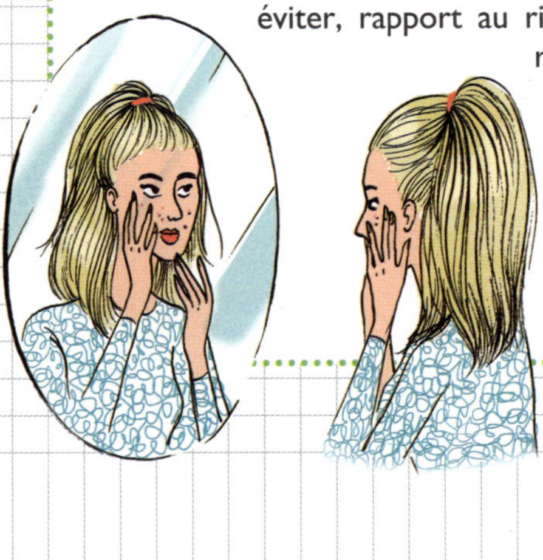

On se déboutonne ?

Qui sont-ils, d'où viennent-ils et surtout, comment les faire déguerpir ? Quand les boutons sont là, apprenez à vous en débarrasser…

Le point noir, aussi appelé comédon, apparaît quand un pore est obstrué par un excès de sébum. Son extrémité devient alors noire à cause du phénomène d'oxydation au contact de l'air. On le retrouve particulièrement sur la zone T (front, ailes du nez et menton, bref, là où s'accumulent le sébum) et quand il est là, difficile de le déloger. On évite de le presser pour ne pas le transformer en pustule, une inflammation du follicule pileux, et on s'arme de patience.

Le microkyste est quant à lui un comédon fermé, quasiment invisible mais qui se distingue sous une lumière rasante et se sent sous les doigts. Certaines acnés peuvent se révéler uniquement microkystiques, mais lorsque le comédon fermé s'enflamme, il peut rougir, grossir et finir par former une pustule avec une pointe de pus.

La parade en 3 étapes…

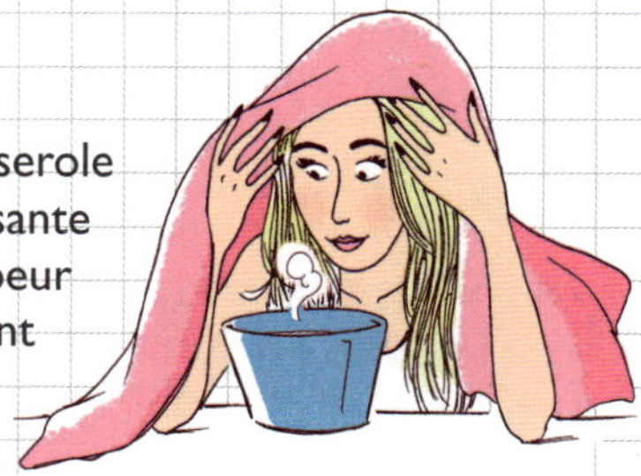

1. **Le sauna facial :** faites bouillir de l'eau dans une casserole et placez votre visage au-dessus de l'eau encore frémissante en gardant une serviette sur votre tête pour que la vapeur ne s'échappe pas. Au bout de 10 minutes, les pores sont dilatés et prêts à laisser le sébum s'écouler…
2. **Le masque à l'argile blanche :** riche en sel minéraux, l'argile blanche élimine les toxines en nettoyant la peau en profondeur. Versez une cuillerée à café de poudre d'argile blanche dans un bol et délayez avec un peu d'eau minérale. Une fois la poudre dissoute, mélangez avec une cuillère en bois pour obtenir une pâte lisse (faites attention à ne jamais utiliser de métal, ce dernier détruit les propriétés de l'argile). Appliquez la préparation sur votre visage et laissez reposer une dizaine de minutes. Rincez abondamment.
3. Certains comédons se sont déjà décollés ? Tant mieux ! Poursuivez en **réalisant un gommage suivi d'un nouveau masque** 3 jours plus tard pour continuer à calmer l'inflammation des pustules et déloger les points noirs.

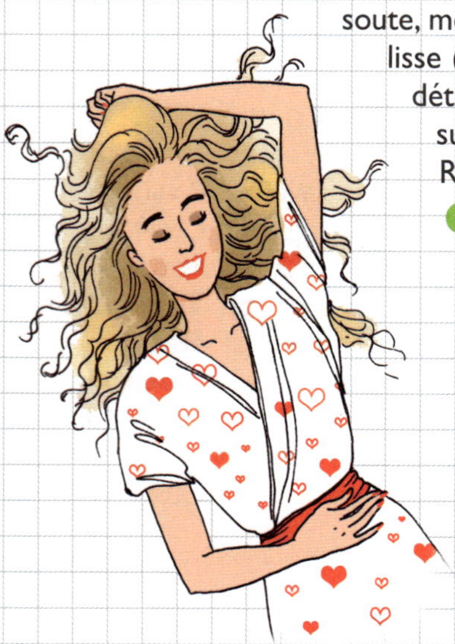

Ma routine peau terne

Rallumez l'éclat !

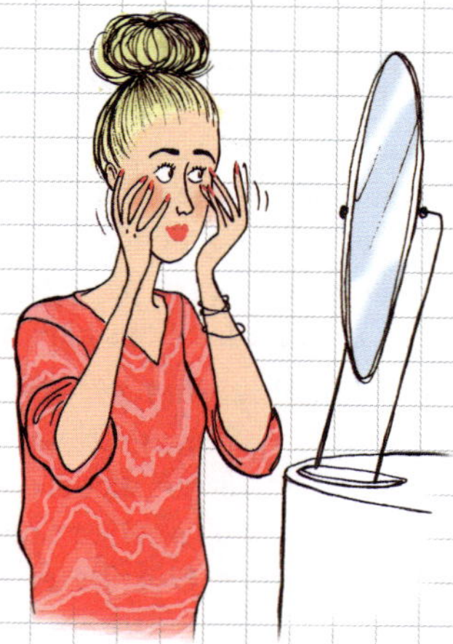

Teint terne, manque d'éclat, traits tirés : la peau crie stop ! Sous l'effet du stress, des UV, de la pollution ou d'un manque de sommeil, elle tourne au ralenti et cherche un nouveau souffle pour retrouver bonne mine.

Ma to-do list

1. **Pour assurer une défense efficace contre les radicaux libres,** ces résidus de cellules aux effets polluants, et booster la communication interne, garante du bon fonctionnement de la peau, dégainez un super hydratant riche en acide hyaluronique. Ses missions ? Ré-humecter et reconstituer les réserves d'eau pour dynamiser l'ensemble des fonctions de l'épiderme. Le matin, misez sur un duo sérum anti-soif à base d'acide hyaluronique + crème légère riche en polyphénols ou en vitamine C et E, champions pour réveiller la peau, la faire rayonner et oxygéner les tissus.
À shopper les yeux fermés, les super boosters à la vitamine C de Novexpert ou Intensif Vitamine C d'Esthederm.

2. **Le soir, changez de sérum** pour un soin resurfaçant légèrement exfoliant (soin végétal resurfaçant Nuit® d'Yves Rocher, Techni Peel Nuit® de Payot ou crème nuit rénovatrice Carotte® de Dr Renaud) capable de liquider les cellules mortes et de nettoyer les pores grâce à l'action des AHA (les fameux « acides de fruits » exfoliants). Par-dessus, appliquez un soin ultra-hydratant (riche en glycérol, urée, acide hyaluronique…), à travailler via des mouvements de lissage du menton vers les oreilles en remontant l'ovale du visage. On pense aussi à bien détendre les sillons nasogéniens et les plis du coin de la bouche et à lisser les rides du front. Un peu contraignant mais optimal pour relancer la microcirculation et favoriser la synthèse de collagène pile au moment où l'épiderme se recharge en énergie pour affronter la journée qui va suivre !

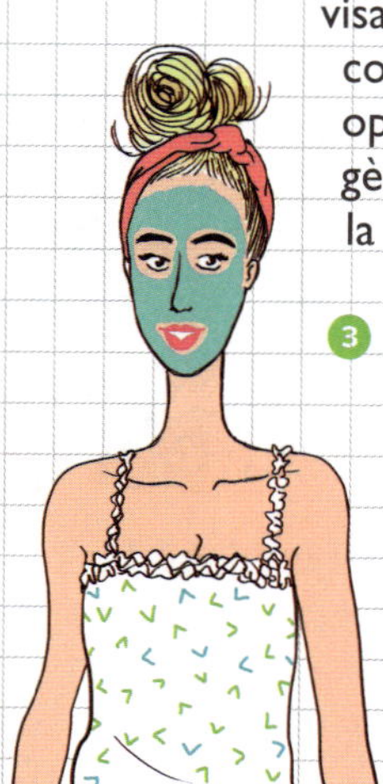

3. **Enfin, une fois par semaine, prenez 10 minutes** pour parfaire votre routine à l'aide d'un masque spécial éclat qui va resserrer le grain pour aider la peau à mieux réfléchir la lumière, éliminer les cellules mortes et améliorer les échanges intercellulaires. On aime par exemple le masque Détox Vitaminé® de Nuxe Bio ou le Dermask Micro Jet Brightening Solution® de Dr Jart chez Sephora. Et si on est prête à casser sa tirelire, on s'offre le fantastique masque Éclat Express® de Sisley ! Tous ont des vertus éclaircissantes et uniformisantes pour afficher un éclat sans faille.

Help ! La glycation n'aura pas ma peau !

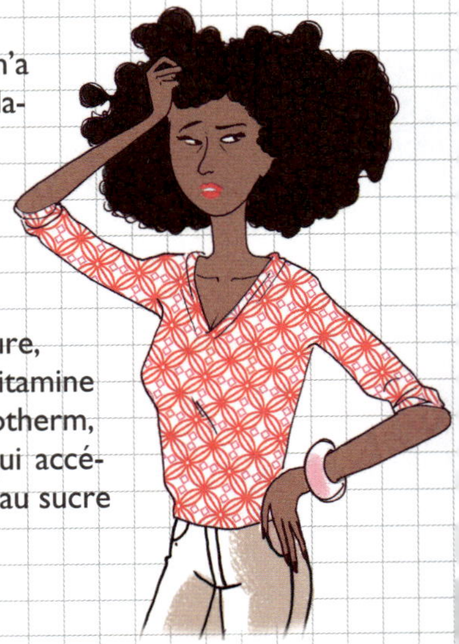

Doux au palais, bon pour la peau à qui il fournit de l'énergie, le sucre n'a qu'un défaut : une tendance à se fixer au passage sur les fibres de collagène et à les rigidifier, rendant la peau moins souple au fil du temps. Résultat : le derme perd progressivement en élasticité et tonicité et en surface, les rides apparaissent.

Pour limiter les effets de la glycation, évitez les aliments trop cuits (grillés, gratinés, caramélisés), les aliments à index glycémique élevé (céréales et farines raffinées, viennoiseries, confiture, pommes de terre…) et optez pour un soin riche en carnosine et vitamine B1 (Benefiance NutriPerfect® de Shiseido, Skin Best Night® de Biotherm, Sérum Intensif Antirides Éclat Derm Aox® de La Roche-Posay) qui accélèrent les processus cellulaires et ne laissent donc pas la possibilité au sucre de se fixer sur les fibres.

Le make-up contre-attaque

Lorsque la peau est fatiguée, son pH s'acidifie et rien ne tient. Pour réveiller le teint, on commence donc par appliquer une base qui va flouter les imperfections et servir d'ancrage au fond de teint, light pour éviter d'asphyxier davantage l'épiderme, et enrichi de pigments colorés pour gommer la grisaille et apporter de l'éclat. L'idéal ? Un blur qui fait le job et crée la toile de fond parfaite pour les fards et le fond de teint ! Au choix, Blur Cream Nude Magique® de l'Oréal Paris, Visionnaire 1 Minute Blur® de Lancôme ou Micro-Blur Skin Perfector® de Kiehl's.

Mon beauty bento

Les abricots secs, particulièrement riches en pro-vitamine A ou bêtacarotène, la vitamine « bonne mine » par excellence, celle qui révèle l'éclat du teint et prépare également la peau au soleil ;

Les agrumes, le kiwi, le cassis, mais aussi le persil et le chou, riches en vitamine C, antioxydant reconnu ;

Les céréales complètes, les graines et les noix, blindées en sélénium, un oligo-élément qui protège les membranes cellulaires contre l'oxydation provoquée par les radicaux libres.

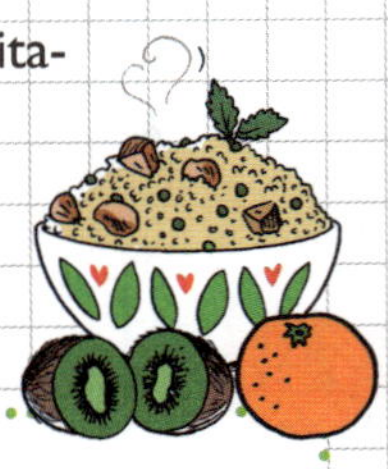

La question qui tue : « Comment aider ma peau à mieux respirer ? »

Un tips de mamie, pourtant recommandé par Joëlle Ciocco, la grande papesse de la peau : rien de tel le matin que de se donner de gentilles petites claques sur le visage après un nettoyage doux mais consciencieux. Le rose revient aussitôt aux joues grâce à une microcirculation relancée, de même qu'une sensation de peau plus tonique.

Ma routine premières ridules

Faites la peau lisse…

Fines lignes autour des yeux, ridules autour de la bouche, sillon nasogénien qui commence à légèrement se creuser suite à l'altération des mécanismes de maintenance de la peau et de facteurs extérieurs comme les UV, le tabac et la pollution : le combat va officiellement commencer.

Ma to-do list

1. **Pour lisser la peau** et lui redonner densité et matière, il faut la ravitailler en nutriments et en corps gras. Et ce, dès le démaquillage, réalisé de préférence avec une huile ou un lait à masser du haut vers le bas pour nettoyer et stimuler les muscles faciaux. En Deux Coups de Baguette de Garancia et son association de beurre de cacao hydratant, de cire d'abeille adoucissante et d'eaux florales de rose illuminatrices ou l'huile démaquillante Immortelle® de l'Occitane enrichie en huile essentielle lissante.
2. **Choisissez une crème boostée en acide hyaluronique**, vitamine C et antioxydants. Jusqu'à 35 ans, la peau récupère bien et se répare facilement seule : inutile de se ruer sur les antirides pour peaux matures, trop riches, qui risquent surtout de boucher les pores et de graisser un épiderme encore bien irrigué en sébum. Et comme l'apparition des ridules est liée à plusieurs facteurs qui ne dépendent pas uniquement de l'âge (les agressions extérieures, le type de peau et le capital génétique) optez pour un bon soin hydratant additionné d'un filtre anti-UV et d'antioxydants pour piéger les radicaux libres. Bien vus, le gel-crème de lumière lissant Idéalia® de Vichy, le Superdefense® de Clinique ou la gelée hydratante antipollution Hydra Floral® de Decléor.
   En bonus, adoptez un régime riche en vitamines et freinez sur la cigarette car le sang des fumeuses, plus sombre, opacifie leur teint par capillarité…
3. **La nuit, glissez un sérum régénérant** sous le soin riche et nourrissant boosté en céramides pour « souder » les cellules entre elles pour redensifier l'épiderme. Par exemple, le Blue Therapy Serum-in-oil® de Biotherm ou le Sérum Hydratation Intense® de Codage. Pensez à étirer votre soin de nuit jusqu'aux oreilles et au décolleté… car ces zones souvent négligées trahissent sans pitié, passé la quarantaine, de même que le dos des mains quand on n'en a pas pris soin…

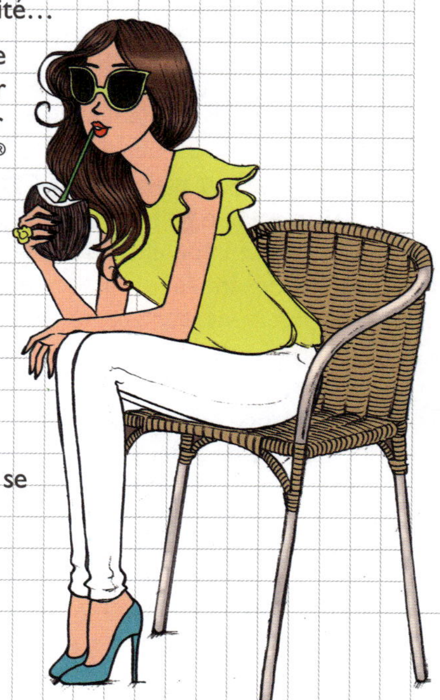

Help ! Le top 5 des bonnes habitudes anti-ridules

1. Évitez de froncer les sourcils pour que la ride du lion ne se creuse pas.
2. Travaillez suffisamment près de votre ordinateur (pour justement ne pas froncer…).

3 Portez vos lunettes si vous en avez besoin (plus on plisse les yeux plus les ridules s'installent…).

4 Dormez sur un oreiller en satin pour réduire les frottements qui froissent la peau du visage.

5 Portez des lunettes de soleil suffisamment grandes pour protéger le contour de l'œil et éviter l'apparition des ridules au coin des yeux.

Le make-up contre-attaque

Qu'elles soient dues à un simple processus de vieillissement cutané, à l'hérédité ou à une carence d'hydratation, quand des ridules apparaissent, on ne pense qu'à les dissimuler. Problème : difficile de poser un fond de teint sur les ridules sans les souligner davantage, on a donc plutôt tendance à renoncer…

La parade ? Opter pour un fond de teint qui lifte et maquille d'un seul geste grâce à une formule boostée en collagène, acide hyaluronique et élastine comme le Soin de Teint® de Liérac ou le fond de teint anti-âge Instant Anti-âge l'Effaceur® de Maybelline. Bonne pioche également, la BB Cream et son effet Photoshop qui floute, corrige et protège, comme la BB Soin Miracle Perfecteur® de Garnier ou la BB Cream Base Protectrice Quotidienne Anti-âge® de Clinique.

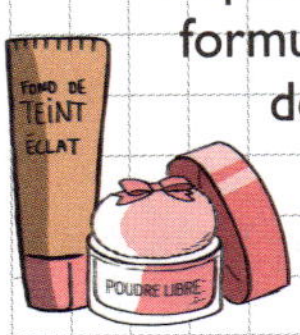

Mon beauty bento

Les myrtilles, excellente source d'antioxydants, qui contribuent entre autres à prévenir le vieillissement cellulaire ;

L'avocat, riche en vitamines B, C et E, pour lutter contre le vieillissement en boostant la production de collagène ;

Le foie animal, qui contient une forte concentration de fer et de vitamine A pour favoriser la production de kératine, indispensable à la bonne santé de la peau.

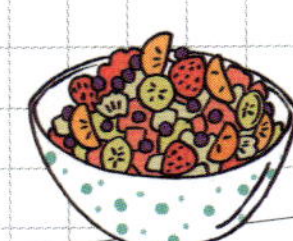

Et pour celles qui n'aiment pas les abats ou pour les végétariennes : l'avocat et les myrtilles ont à peu près les mêmes effets !

La question qui tue : « Quand est-ce que je commence mes premiers soins anti-âge ? »

Le meilleur moment reste celui où vous vous y sentez prête. Nous ne sommes pas égales devant le vieillissement cutané : si les premières ridules d'expression font généralement leur apparition autour de 27-28 ans, tout dépend aussi de son capital génétique, de son mode de vie ou encore du climat sous lequel on évolue.

- Entre 20 et 25 ans, une formule hydratante agrémentée d'antioxydants suffit à s'assurer une peau pulpeuse, bien défendue contre les agressions (UV, pollution, stress, manque de sommeil, tabac…).
- À partir de 25 ans on peut éventuellement passer à la vitesse supérieure si la peau le demande avec des cocktails de vitamine C et d'acide hyaluronique avant de passer au rétinol et aux peptides.

Ma routine coup de mou

Soyez ferme...

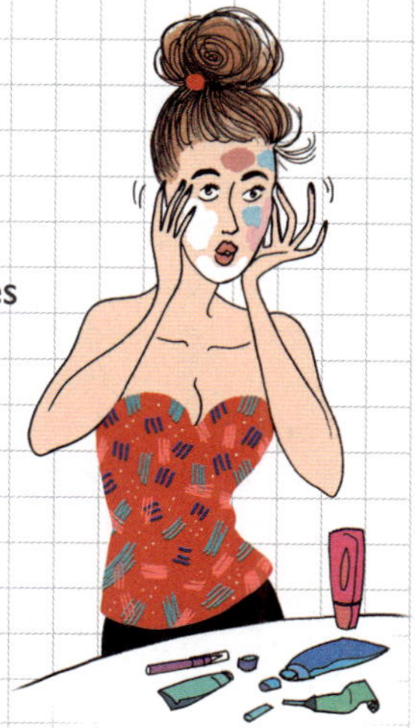

La fermeté serait passée au second rang des préoccupations majeures des femmes juste après les rides. Et pour cause... Au fil du temps, les contours du visage se font moins nets et l'ovale se relâche sous les effets conjugués d'une perte d'eau, de tissus moins toniques et d'une masse graisseuse appauvrie.

Ma to-do list

1. **L'idéal pour commencer à stimuler** la peau dès le démaquillage consiste à adopter une huile. On dépose quelques gouttes au creux de sa main mouillée, on répartit sur le visage et on émulsionne : l'huile se transforme en fluide laiteux au contact de l'eau et un bon massage et un rinçage abondant plus tard, toutes les traces de maquillage, le sébum et les impuretés ont disparu. En bonus, la microcirculation est déjà relancée et les muscles sous tension... À choisir version lactée pour les peaux normales à sèches (huile lactée démaquillante® Melvita, huile fondante démaquillante® de Payot...) et micellaire pour les peaux mixtes à grasses (huile démaquillante micellaire® de Nuxe, huile micellaire® de Decléor...).
2. **Pour rendre à votre peau sa capacité de régénération** et retendre les tissus, adoptez des crèmes musclées qui renforcent les fibres d'élastine et empêchent qu'elles ne se distendent tout en assurant un remaillage discret. Le jour, mettez la peau sous perfusion à l'aide d'un soin boosté en acide hyaluronique comme la Crème repulpante volumatrice® de Dr Renaud ou dopé en peptides pour stimuler la production de collagène comme le Sérum Derm Repair restructurant® d'Esthederm, et riche en antioxydants pour la protéger contre les radicaux libres comme le sérum C E Ferulic® de SkinCeuticals.
3. **La nuit, offrez à votre peau un coaching cellulaire** via des soins blindés d'actifs régénérants comme les céramides ou les algues bleues (Soin de nuit régénérant jeunesse Ophycée® de Galénic). À la clé, un visage plus rebondi et plus lisse. Surtout si on prend le temps de stimuler la peau avant l'application de sa crème par de petits pincements et tapotements pour activer la microcirculation sanguine (en particulier au niveau de l'ovale) et favoriser l'apport en nutriments.

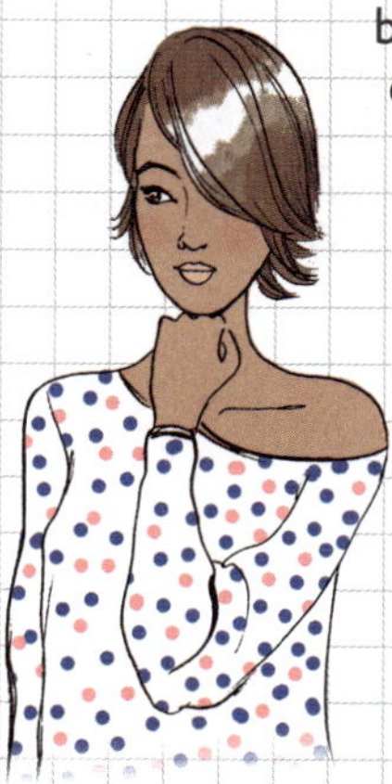

Help ! Un peu de gym faciale pour muscler l'ovale !

Devant le miroir, posez vos poings sous la mâchoire et serrez les dents pendant 10 secondes en tournant vos poignets. Un exercice idéal pour redessiner l'ovale du visage en remettant les muscles sous tension.

Le make-up contre-attaque

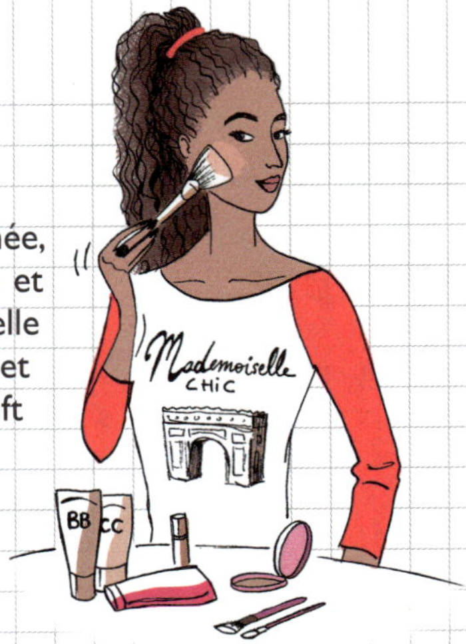

Pour agir sur le relâchement cutané tout au long de la journée, adoptez un fond de teint raffermissant, boosté de collagène et contenant des actifs anti-âge… Ces produits de teint nouvelle génération possèdent généralement des textures riches et onctueuses, plus faciles à appliquer au doigt pour un effet lift immédiat.

À tester, le Teint unique liftant® de Dr Pierre Ricaud ou le soin de teint nutri-liftant Éclat Opulent® de By Terry.

Mon beauty bento

Le soja, aux propriétés stimulantes et redensifiantes, idéales pour lutter contre les signes de relâchement cutané.

Le tofu qui aide à préserver le collagène car il est riche en isoflavones, capables de limiter sa dégradation ;

La papaye, riche en vitamine C, qui stimule la réparation de l'ADN en restaurant les liaisons chimiques entre les cellules de la peau ;

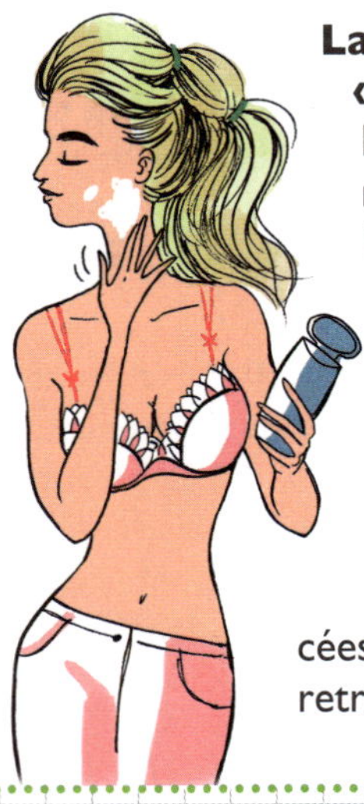

La question qui tue :
« Mon ovale se barre, c'est réversible ? »

Mauvaise nouvelle, dès 25 ans, la peau perd chaque année environ 1 % de son collagène. Bonne nouvelle, le vieillissement et l'affaissement musculaires sont différents selon les types de visages, l'exposition qui a été subie par la peau et l'hygiène de vie. Moralité, plus on a fait attention aux UV et moins on a cédé aux excès et mieux l'ovale tient le coup ! Si on a un peu abusé de la fête, du tabac et de la plage, on s'offre une cure de rééducation intensive. Au programme, des soins redensifiants, des compléments alimentaires anti-relâchement et une protection solaire même en ville. Stimulées et renforcées, les fibres de soutien de la peau sont retendues et l'ovale retrouve sa tenue.

Mon rituel antitaches

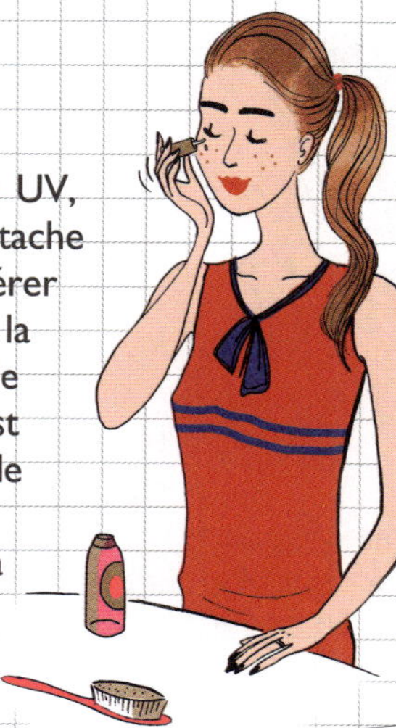

Qu'elle soit causée par une exposition (abusive) aux rayons UV, une cicatrice d'acné ou un changement hormonal, quand la tache est là, c'est que les mélanocytes, ces cellules chargées de libérer des pigments foncés lorsque la peau est exposée aux UV, pour la protéger comme un parasol, ne fonctionnent pas comme ils le devraient. En gros, ils vieillissent plus vite et leur production est anarchique. La victime type ? L'accro aux UV qui a l'habitude de rester des heures au soleil sans indice de protection.
Quand les taches s'installent, elles gâchent l'uniformité de la peau, troublent le teint et sapent l'éclat. Stop !

Ma to-do list

Même principe et même recommandations pour les mains, qui se tachent encore plus vite que le visage faute de protection…

1. **Pour se débarrasser d'une tache**, gommez-la à l'aide d'un soin boosté en vitamine C, soja, alpha-hydroxyacide et autre acide lactique. Traduction, on accélère le renouvellement cellulaire en exfoliant, on bloque la synthèse de mélanine et on éclaircit la peau tout en évitant l'apparition de nouvelles taches. Malheureusement, le mélanocyte a bonne mémoire et quelle que soit la méthode utilisée, la tache risque de faire son come-back si on ne protège pas soigneusement son épiderme avec un filtre solaire adapté… À appliquer tache par tache, le soin ciblé antitaches Epiderm® d'Uriage ou le correcteur anti-taches Serum7® de Boots Laboratories. Sur l'ensemble du visage, le soin dépigmentant Melascreen® de Ducray ou le Pigmentclar Serum® de La Roche-Posay.
2. **Si la tache est très foncée**, cela signifie qu'elle est incrustée profondément sous la surface et nécessite un traitement laser. Laissez passer l'été et une fois le bronzage estompé, prenez rendez-vous chez le dermato pour une séance de laser pigmentaire Q-Switché doté d'un rayon capable de dissoudre la mélanine amalgamée en une seule fois.
3. **Si la tache est plus superficielle**, le dermato vous proposera sûrement quelques séances de cryothérapie, qui consiste à appliquer de l'azote liquide à – 190 °C sur la zone à traiter.

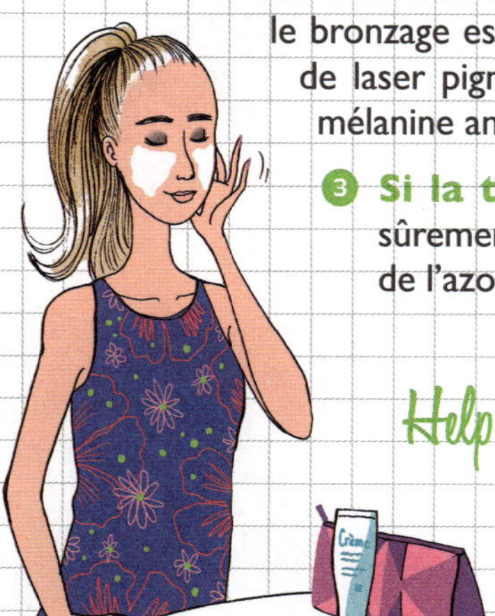

Help ! Gare au mélasma

La tache est symétrique mais irrégulière, localisée sur le front, les joues et la lèvre supérieure, elle s'estompe en hiver mais réapparaît de plus belle dès les premiers rayons ? C'est un mélasma, tache d'origine hormonale qui survient suite à une grossesse ou à la prise de certains contraceptifs ou

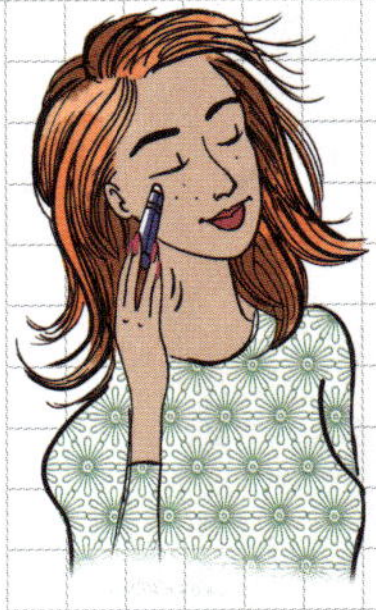

traitements hormonaux. Avec ou sans soleil… Pour s'en débarrasser, direction le dermato qui prescrira une crème dépigmentante à l'hydroquinone ou un peeling pour une desquamation en surface.

La cosméto contre-attaque

Plutôt que d'essayer de les dissimuler une par une, optez pour un produit correcteur bien concentré en pigments type gel teinté ou fond de teint stick. Prélevez l'équivalent d'un pois de produit du bout du doigt et étalez-le en mouvements circulaires sur le dos de la main pour le réchauffer et faciliter l'application. Étirez la texture au doigt sur les zones sans taches et tapotez-le sur les zones à camoufler. Et pour détourner l'attention d'un défaut trop présent, misez sur un rouge à lèvres vif ou des yeux charbonneux.

Mon beauty bento

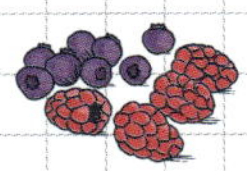

La myrtille, riche en arbutine, un dépigmentant naturel qui inhibe la formation de mélanine ;

La réglisse, qui possède d'excellentes propriétés anti-inflammatoires et est également connue pour sa capacité à éclaircir le teint et illuminer la peau ;

Le cassis, l'aliment le plus riche en vitamine C antioxydante, pour s'attaquer aux radicaux libres responsables du vieillissement des cellules.

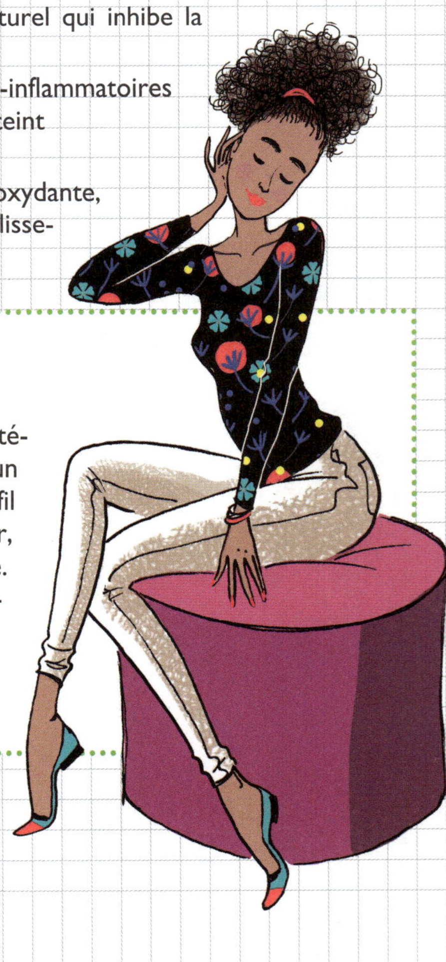

La question qui tue :
« Les taches, c'est dangereux ? »

En principe non, mais la tache témoigne d'une altération des capacités de la peau à se réparer et d'un capital solaire épuisé, il faut donc la surveiller. Au fil des années, elle est en effet susceptible de s'épaissir, de s'élargir et de donner naissance à un mélanome. Au moindre doute (bords devenus irréguliers, étalement de l'hyperpigmentation…), consultez un dermatologue qui examinera la tache et procédera éventuellement à une biopsie.

Tout ce que vous avez toujours voulu savoir sur le soin...

« Il faut changer de marque souvent pour que ça marche ? »

Oui et non. Quand on a enfin identifié l'élue, on a tout intérêt à devenir monocrème, d'autant que la peau met environ 1 mois (soit le temps d'un cycle de renouvellement cellulaire) à s'adapter à un produit et à exprimer tous ses effets.

L'idéal, même pour les zappeuses ? Utiliser la même formule pendant 3 mois consécutifs et plus si affinités. En revanche, les besoins de l'épiderme évoluant au fil des saisons, du climat, des hormones, du niveau de stress, etc., prenez aussi en compte la couvrance et la richesse des textures : light à tendance gel en été et plus nourrissante et enveloppante en hiver.

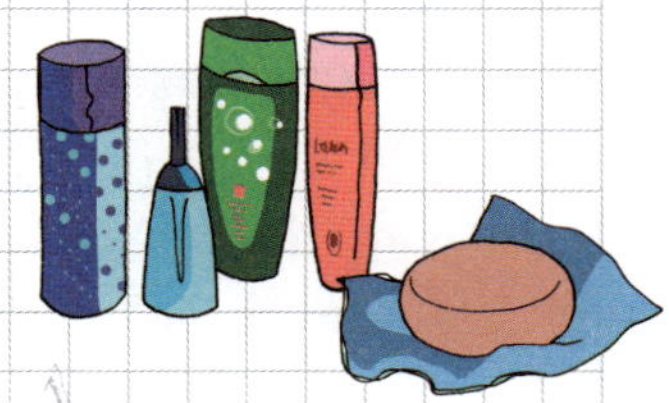

« Si je mets une double dose de produit, il marchera mieux ? »

Non. L'excès de zèle risque même d'entraîner brillance et dilation des pores ! Chaque peau ayant des besoins et un pouvoir d'absorption différents, à vous de déterminer la bonne dose, celle qui fait disparaître le produit en quelques minutes et ne laisse qu'un léger film protecteur en surface.

« Au bout de combien de temps une crème agit-elle ? »

Tout dépend de son rôle. Un soin hydratant voit son action augmenter au fil du temps tandis qu'un solaire ou un anti-radicalaire agit immédiatement. Les anti-âge, eux, ont un tempo en 2 phases : ils liftent illico en surface et relancent la production de collagène en profondeur... au bout de 28 jours, soit le temps d'un cycle de renouvellement cellulaire. Premiers résultats visibles en 4 semaines minimum !

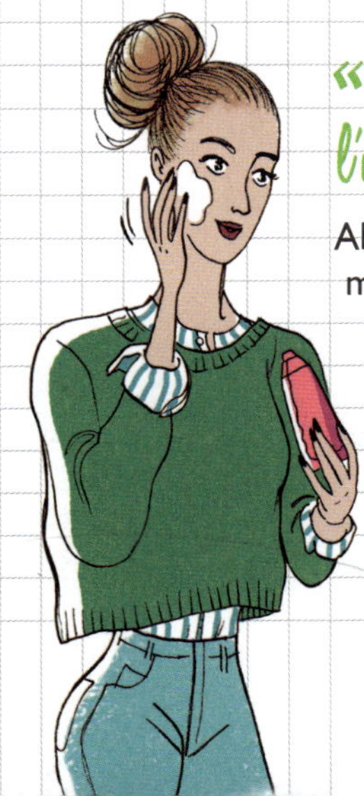

« Peut-on appliquer 2 produits de marques différentes l'un sur l'autre ? »

Absolument, du moment qu'ils sont complémentaires, histoire d'optimiser l'efficacité de chacun. Mais ne perdez pas de vue que les produits d'une même gamme sont conçus pour se superposer et agir en synergie sans pelucher ni graisser...

« La nuit, il faut laisser la peau respirer ? »

Encore à vous de répondre ! Si au matin votre peau est fraîche et reposée, bien hydratée, vous pouvez vous dispenser d'un soin de

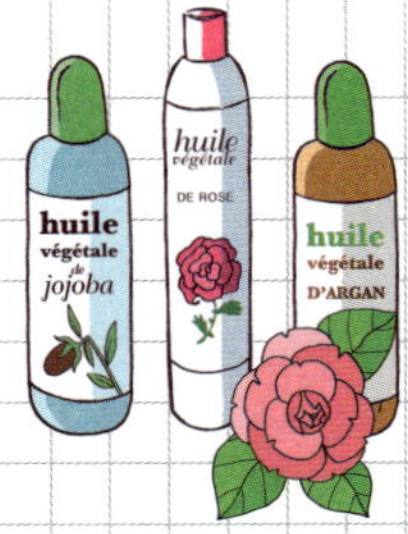

nuit. En revanche, si elle est froissée et assoiffée, il est temps de lui offrir un snack nocturne. Car c'est sur l'oreiller qu'elle récupère le mieux : enfin libre de se concentrer sur sa régénération, elle profite en prime d'une microcirculation au top entre 23 heures et 4 heures du matin pour absorber les actifs hydratants, équilibrants ou anti-âge des crèmes de nuit et se préparer aux agressions de la journée. Quels que soient les besoins de l'épiderme, les soins de nuit permettent également d'éviter les marques d'oreiller au réveil et de nourrir en profondeur grâce à des formules plus riches, délivrées des contraintes liées au maquillage. On optimise leur pénétration à l'aide d'un pschitt d'eau thermale et de quelques pressions circulaires autour des yeux, surtout pratiquées avec des mains bien fraîches…

« Un soin de jour avec filtre UV intégré, c'est obligatoire ? »

La réponse varie selon les écoles. D'un côté, les partisans du bouclier UV toute l'année, hiver comme été. De l'autre, les provitamines D qui expliquent que faute d'exposition, on a vite fait de se retrouver en carence car seuls les UV permettent de la synthétiser. Pour eux, on doit plutôt prendre en compte son phototype et son environnement car une crème riche en antioxydants et un fond de teint suffisent à mettre la peau à l'abri.

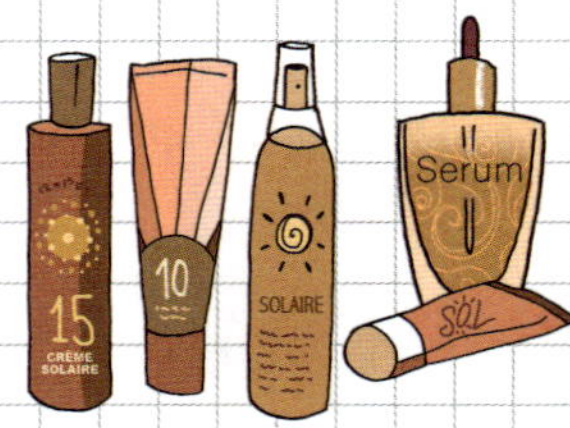

« Pas de belle peau sans sérum ? »

Le sérum permet d'apporter à la peau une concentration d'actifs très élevée et favorise la pénétration de ceux contenus dans la crème. Cette dernière reste dans tous les cas indispensable car la texture fluide du sérum est très vite absorbée et ne permet pas d'apporter un confort suffisant au jour le jour. Idéal en cure pour s'attaquer à une problématique précise (corriger, booster l'éclat, réparer la peau avant l'été), il accélère le résultat final.

Mon agenda belle peau, saison par saison

Pour être au top saison après saison, adoptez un planning des gestes, des réflexes et des rendez-vous à ne pas rater. Votre programme de beautysta ? C'est par là !

Au printemps

Une cure de vitamine C : il est temps de secouer les cellules engourdies par l'hiver grâce à la star des ingrédients coup de fouet. Avec une cure de sérum concentré (à shopper chez The Body Shop, Novexpert ou Sephora), appliqué pendant 1 mois, on redonne du peps et de l'éclat au teint.

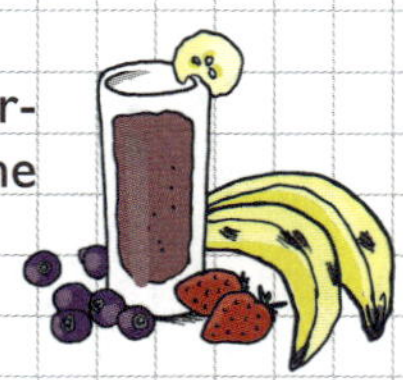

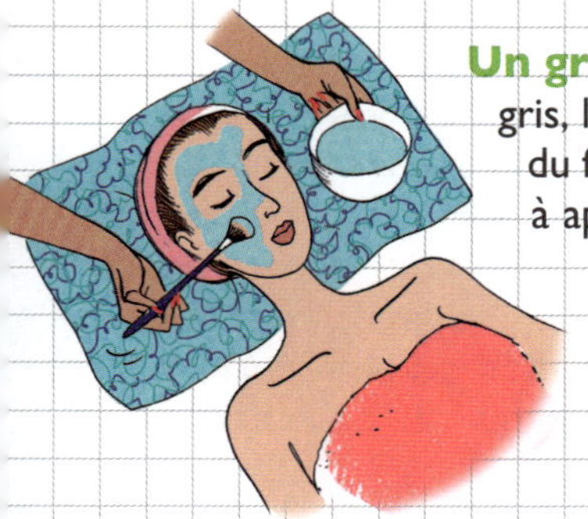

Un grand nettoyage : à la sortie de l'hiver, le rose aux joues a viré au gris, le teint s'est encrassé et la microcirculation s'est ralentie sous l'effet du froid. Pour réactiver sa bonne mine, on s'offre un bon soin exfoliant, à appliquer une fois par semaine en massages circulaires pour stimuler la peau et lui redonner son glow.

Un soin en institut : la peau n'est plus agressée par le froid et pas encore par le soleil, c'est pile le bon moment pour la faire profiter des actifs plus concentrés des soins délivrés en institut. Lissant, repulpant, revitalisant, à vous de choisir !

En été

Une cure de gélules pro-sun : les vacances se profilent, il faut préparer la peau au bombardement d'UV en faisant une cure de compléments alimentaires préparateurs. Les ingrédients à repérer : bêtacarotène, lycopène, lutéine, sélénium et des actifs comme les probiotiques qui renforcent les défenses immunitaires cutanées.

En pratique : on démarre 2 semaines avant le départ au soleil et on continue tout le temps des vacances, voire une semaine encore après le retour pour aider le hâle à résister.

Un activateur de bronzage : pas le temps d'attendre pour jouer les starlettes du bord de mer ? Misez sur les actifs intensificateurs de hâle capables d'accélérer l'apparition du bronzage grâce à une formule stimulant la production de mélanine.

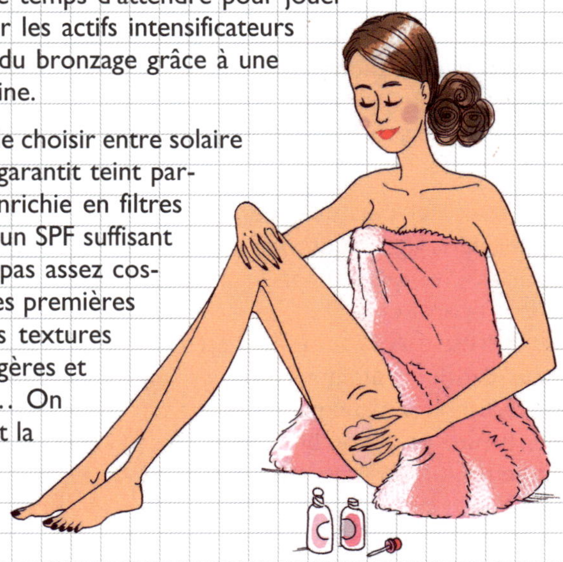

Un solaire maquillant : plus besoin de choisir entre solaire et maquillage avec la BB version été qui garantit teint parfait et protection grâce à une formule enrichie en filtres solaires (la version classique intègre déjà un SPF suffisant pour affronter le soleil en terrasse mais pas assez costaud pour contrer les UV sur la plage). Les premières CC solaires proposent quant à elles des textures moins chargées en pigments, donc plus légères et faciles à porter en ville avant le départ… On aime la BB Crème solaire® de Lancôme et la BB Emulsion Toucher Sec Teintée Idéal Soleil® de Vichy.

En automne

Une cure d'antioxydants : à prolonger pendant 3 mois ! Les plus puissants ? Les vitamines A, E et C, le sélénium, la coenzyme Q10, les polyphénols et le lycopène. On peut les cumuler avec les compléments cheveux, s'ils ne contiennent pas tous les deux des bêtacarotènes, du sélénium ou de la vitamine C dont l'excès peut être contre-productif.

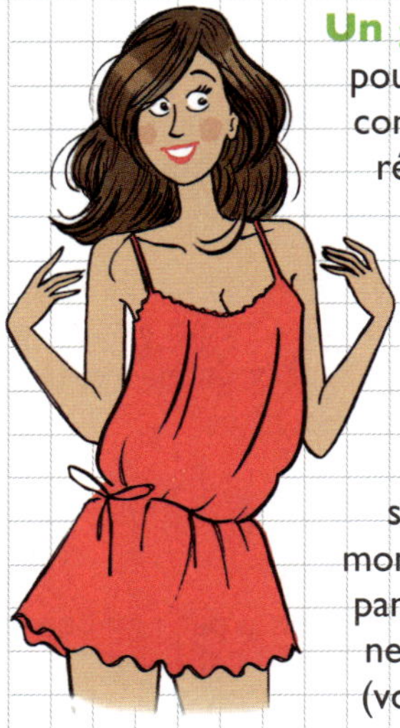

Un gommage en règle : au retour des vacances, on file en institut pour un nettoyage de peau en profondeur, histoire de dégommer les comédons qui apparaissent avec les UV. On peut aussi miser sur un soin rénovateur à base d'acide salicylique ou de fruits, à utiliser le soir pour rénover la couche supérieure de l'épiderme. On aime le concentré resurfaçant AHA® de REN et son complexe d'acides de fruits destiné à renouveler et tonifier la peau pour un aspect plus lumineux, et le masque cellulaire resurfaçant 3 minutes® de La Prairie, la Rolls des peelings ultra-doux.

Un soin de saison : un peu fatiguée, plus sèche, la peau rêve de soins plus riches et capables de lui redonner énergie et éclat. C'est le moment de changer de texture en choisissant une crème plus enveloppante (sans forcément changer de marque ni de gamme) ou d'additionner votre soin habituel de quelques gouttes d'un concentré booster (voir p. 31, 61) hydratant ou tonifiant.

En hiver

Une cure d'oméga-3 : pour nourrir la peau et l'aider à lutter contre l'inconfort qui menace (manque de souplesse, gerçures, aspect « peau de croco »…). À avaler sous forme de gélules tous les jours pendant 3 mois dès novembre ! Et sachant qu'il existe des oméga-3 d'origine végétale et d'autres d'origine marine, on peut aussi faire sa cure en ajoutant chaque jour à ses repas 2 cuillerées à café d'huiles de colza, de noix ou de soja ou consommer 2 fois par semaine du maquereau, du hareng, du saumon (sauvage et pas d'élevage) ou de la sardine.

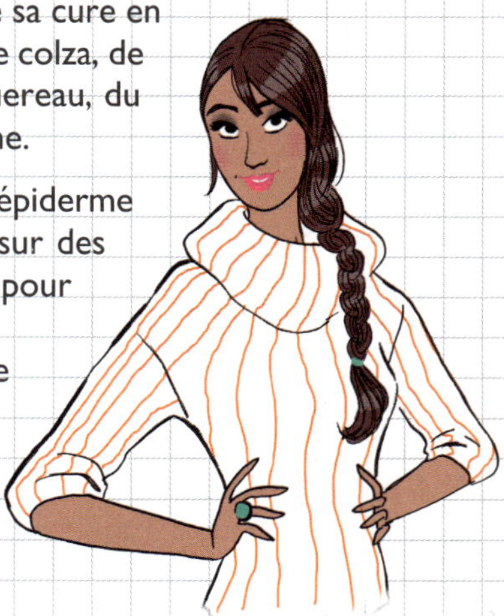

Des soins cocooning : pour réconforter et repulper l'épiderme qui rougit, craque et se ride sous l'effet du froid, on mise sur des formules de soins version baumes, enrichis en céramides pour nourrir et apaiser.

Un adieu aux taches : c'est le moment idéal pour se lancer dans un traitement par laser pigmentaire et (enfin) les dégommer. Comme l'opération n'est envisageable que sur une peau non bronzée et que le soleil est proscrit pendant les 6 semaines qui suivent, on le booke dès novembre.

Mon agenda perso

Printemps

Ma cure : ……………………………………………………

……………………………………………………

Mon nettoyage : ……………………………………………………

……………………………………………………

Mes soins : ……………………………………………………

……………………………………………………

Mes notes : ……………………………………………………

……………………………………………………

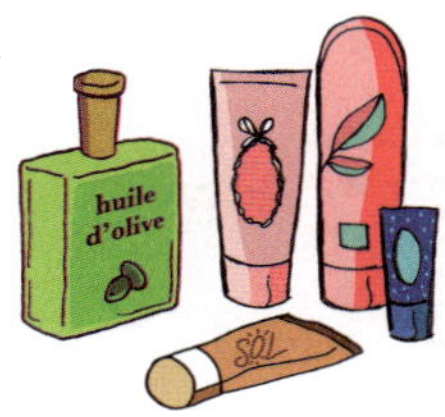

Été

Ma cure : ……………………………………………………

……………………………………………………

Mes solaires : ……………………………………………………

……………………………………………………

Mes soins : ……………………………………………………

……………………………………………………

Mes notes : ……………………………………………………

……………………………………………………

Automne

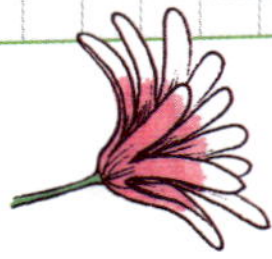

Ma cure / mes compléments alimentaires : ....

....

Mes soins : ....

....

Mon RDV institut : ....

....

Mes notes : ....

....

Hiver

Ma cure / mes compléments alimentaires : ....

....

Mes soins : ....

....

Mon RDV institut : ....

....

Mes notes : ....

....

....

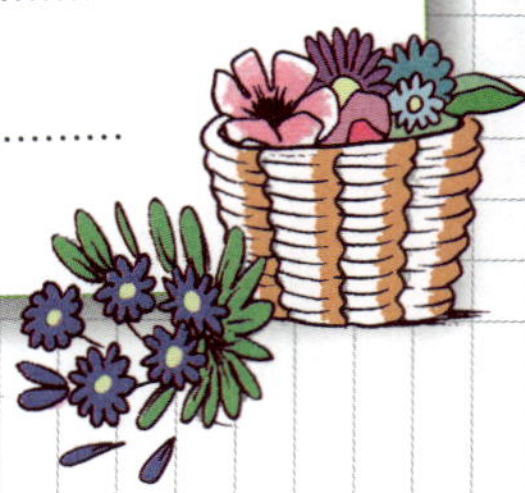

Chapitre 3

Je traque les ennemis de ma peau

Soleil, tabac, stress, alimentation anarchique ou pollution, les détracteurs de la peau veillent au grain pour la faire vieillir plus vite et plomber le teint. Mais comme il n'est pas pour autant question d'arrêter la plage ni la fête et encore moins d'aller vivre sans wifi en plein Larzac, voici les contre-attaques à adopter pour limiter efficacement les dégâts…

Test : Avez-vous l'âge de votre peau ?

Plus jeune ou plus âgée que ce qu'affiche votre carte d'identité ? Répondez à ce test pour évaluer l'âge de votre épiderme et adopter les réflexes cosmétiques qui sauvent.

❶ Votre premier geste du matin…

a) Absorber ½ thermos d'eau citronnée (2 points)
b) Mettre la main sur votre paquet de Menthol (0 point)
c) Faire des splashs dans le lavabo (1 point)

❷ Vous vous démaquillez…

a) Quand vous y pensez (0 point)
b) Quand vous vous maquillez (1 point)
c) 2 fois par jour (2 points)

❸ Votre mère est…

a) À peine marquée (2 points)
b) Un peu marquée (1 point)
c) Très gentille (2 points)

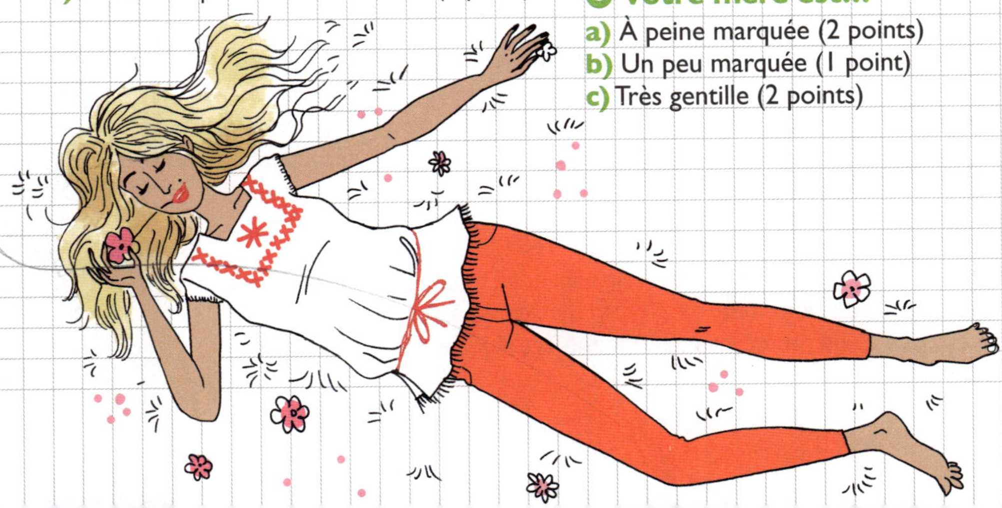

❹ Dans votre sac de plage, on trouve…

a) Un tube de protection solaire XXL indice 50 (2 points)
b) Du sable et des emballages de Cornetto (0 point)
c) Une crème solaire indice 30 (1 point)

❺ Vous vous couchez généralement…

a) Quand vous sentez que vous allez tomber (0 point)
b) Vers 23 heures, et vous ratez systématiquement la fin de *Top Chef* (1 point)
c) Après votre verveine (2 points)

❻ Ce qui vous perdra…

a) L'excès de fête (0 point)
b) Les pots au bureau (1 point)
c) Le stress (2 points)

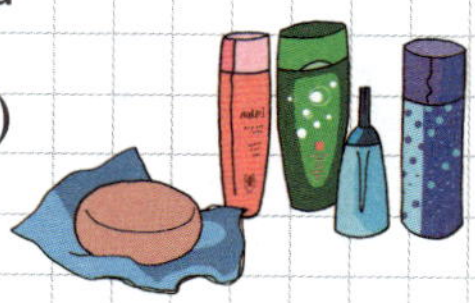

❼ Vous buvez…

a) Beaucoup d'eau (2 points)
b) Beaucoup de tout (0 point)
c) Comme un cactus (1 point)

❽ Vous fumez…

a) Oui (0 point)
b) Non, mais j'habite en ville (1 point)
c) Non, et je vis au vert (2 points)

❾ Il est 9 h 30, vous croisez votre regard dans le miroir de l'ascenseur du boulot…

a) Vous avez l'air crevé (0 point)
b) Vous ne voyez que ce qui cloche (pores dilatés, ridules, petits boutons…) (1 point)
c) Vous avez le teint frais (2 points)

❿ Vous pratiquez régulièrement…

a) Un sport qui fait mal (course, natation, boxe, fitness) (2 points)
b) Le sport en chambre et un peu de yoga, pilates ou stretching (1 point)
c) L'apéro-gym (0 point)

Vous avez obtenu plus de 15 : votre peau a 20 ans

Patrimoine génétique idéal + vie saine + hygiène parfaite = peau de bébé. Veloutée, pulpeuse et uniforme, elle est radieuse et compte bien le rester. Pour lui donner un coup de main supplémentaire, pensez aux crèmes hydratantes boostées en antioxydants et aux formules incluant un indice de protection solaire.

Vous avez obtenu entre 8 **et** 15 : votre peau a 30 ans

Bien mais peut mieux faire. Tabac, soleil, alcool, manque de sommeil, ses ennemis veillent au grain pendant que vous dilapidez votre capital belle peau sans même y penser. Pour arrêter le temps, un peu d'assiduité s'impose, et faute de modifier radicalement votre hygiène de vie, commencez par adopter un rituel beauté capable d'apporter un coup d'éclat à l'épiderme tout en l'aidant à se décrisper…

Vous avez obtenu moins de 8 : votre peau n'avoue plus son âge

A priori, votre peau vous indiffère et elle vous le rend bien. Sèche, inconfortable, marquée, elle se venge de vos excès et de votre manque d'attention en paraissant quelques années de plus. Voire beaucoup plus. Une reprise en main générale est nécessaire, assortie d'une routine cosmétique anti-âge globale. Aux grands maux, les grands remèdes…

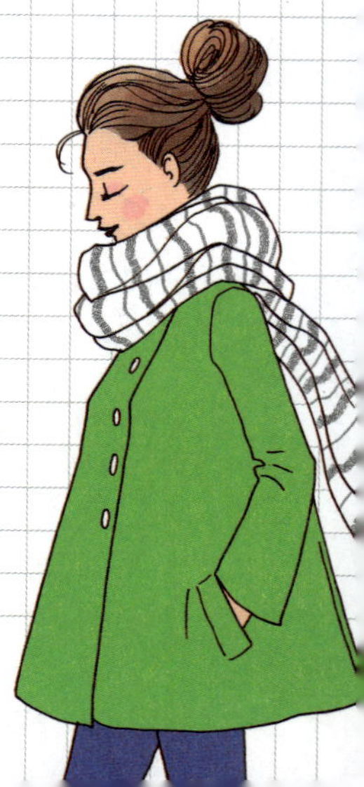

Vive le safe sun !

Diaphane, dorée ou carrément mate, quelle que soit sa couleur de peau, on part du principe que le soleil est un ami qui ne lui veut pas que du bien. Nos pistes pour en profiter sans s'abîmer.

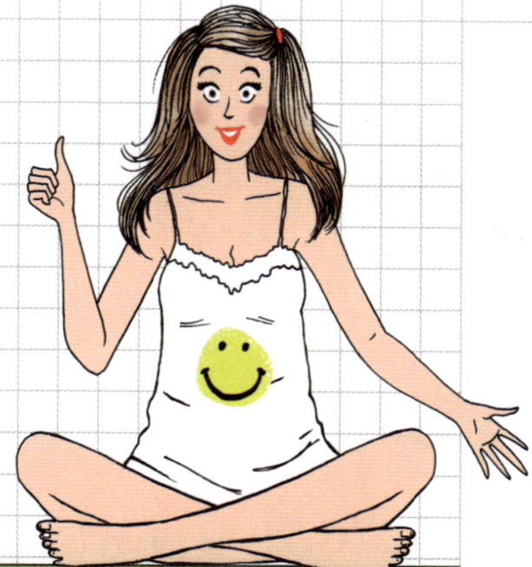

C'est l'histoire d'un phototype...

La sensibilité au soleil varie d'une personne à l'autre. Cette sensibilité correspond à un phototype : quel est le vôtre ?

Phototype	0	1	2	3	4	5	6
Peau	Albinos	Laiteuse	Claire	Claire à mate	Mate	Brune	Noire
Cheveux	Blancs	Roux	Blonds	Châtains	Bruns	Bruns	Noirs
Taches de rousseur	Absentes	Nombreuses	Nombreuses	Rares	Absentes	Absentes	Absentes
Coup de soleil	Constant	Constant	Constant	Fréquent	Rare	Exceptionnel	Absent
Bronzage	Absent	Absent	Clair	Hâle	Foncé	Très foncé	Noir

Avec l'état de son compte en banque et sa taille de bonnet, c'est peut-être l'évaluation de son phototype qui laisse place aux fantasmes les plus fous. On se voit généralement plus mate qu'on ne l'est vraiment, d'où l'importance de consulter régulièrement un dermato afin d'être bien conseillée et de surveiller taches et grains de beauté. Quoi qu'il en soit, tous les phototypes ont besoin d'une protection : un épiderme clair une fois bronzé offre une protection d'indice 2 et une peau naturellement noire, de 6 à 8, bref, pas de quoi assurer un écran suffisant contre le rayonnement, et encore moins se prémunir contre les UVA responsables du vieillissement cutané. Peau claire ? On la laisse s'habituer aux rayons en la protégeant avec un indice fort (30 minimum) et on évite l'exposition entre 10 h et 16 h. Peau foncée ? On part sur un indice 20 et on se met à l'ombre toutes les 15 min pour refroidir l'épiderme et limiter les effets nocifs des UV.

Le match : filtre minéral vs filtre chimique

Les filtres solaires sont des molécules capables d'absorber une partie du rayonnement ultraviolet. Ces boucliers anti-UV agissent comme des barrières entre la peau et le soleil. La plupart des produits combinent des filtres chimiques et minéraux, mais les premiers commencent à être accusés de provoquer des allergies et les seconds de pénétrer dans l'organisme, avec une suspicion de toxicité. La peste ou le choléra ? Dans le doute, on consulte attentivement la composition des produits, et si on a la peau sensible, on choisit des écrans minéraux non

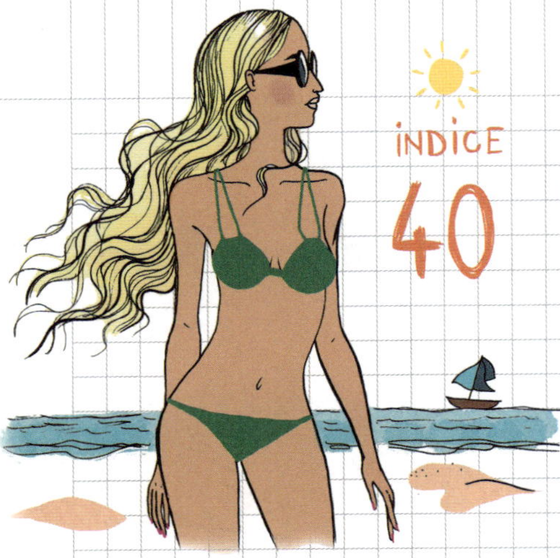

micronisés, aujourd'hui faciles à étaler sans laisser de film blanc sur la peau. Mais si on ne présente pas d'intolérance cutanée, on peut sans problème opter pour les filtres chimiques ou mixtes (mi-minéraux, mi-chimiques) qui protègent davantage contre les UVA.

UV, le décryptage

Les UVB sont responsables des coups de soleil tandis que les UVA provoquent le vieillissement accéléré des cellules. Ils représentent 98 % des UV qui arrivent sur la peau et 30 % d'entre eux atteignent le derme contre 10 % d'UVB. Moralité, on vérifie que le solaire choisi propose une bonne protection anti-UVA (elle doit représenter un ratio de 1 à 3 entre anti-UVB et anti-UVA, c'est-à-dire qu'un SPF30 doit être accompagné d'un anti-UVA de 10 selon la recommandation européenne du 22 septembre 2006).

La question qui tue : « Un solaire bio, c'est mieux ? »
Aujourd'hui, la certification bio garantit une absence de nanoparticules. Mais qui dit ingrédients purement naturels dit solaires plus gras et plus difficiles à appliquer. En compensation, l'assurance que les composants du produit ne migreront pas dans le derme et que les résidus de crème solaire n'iront pas polluer les écosystèmes marins…

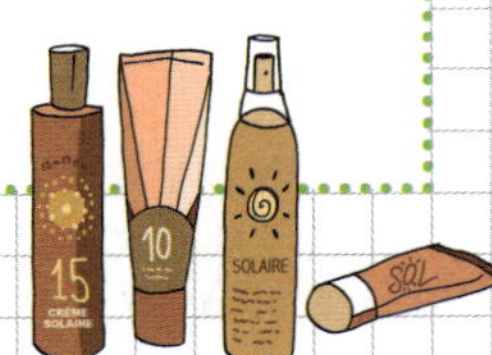

L'ABCDE des grains de beauté

Un grain de beauté qui change d'apparence, souvent au soleil, est un grain de beauté à surveiller. Il existe un moyen mnémotechnique pour commencer à s'auto-dépister :

Asymétrie : méfiance si ses 2 moitiés ne sont pas identiques et si l'une d'elles est plus épaisse.

Bord : il doit être régulier, mauvais signe s'il ressemble à une côte bretonne…

Couleur : unie ? Pas d'inquiétude. Dégradée, passant du brun foncé au brun plus clair ? Danger.

Dimension : elle ne doit pas dépasser l'épaisseur d'une demi-lentille.

Évolution : vous l'avez toujours connu comme cela, son aspect ne s'est pas modifié depuis des années ? A priori pas de quoi s'alerter. En revanche, s'il a changé récemment, essayez vite de savoir pourquoi. Direction le dermato…

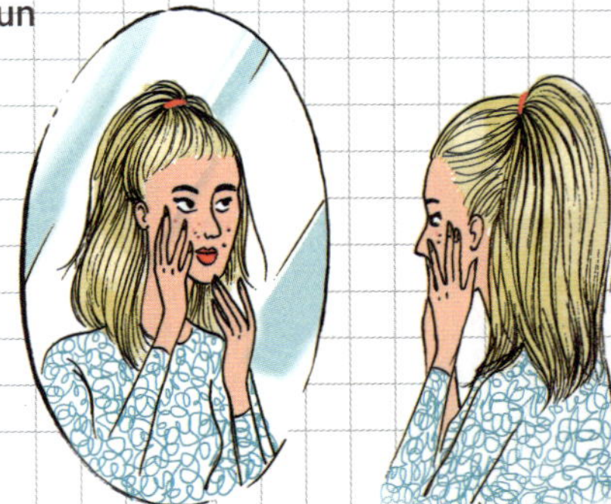

Pollution, stress, insomnie, junk food : je sauve ma peau !

Parce que votre vie de noctambule citadine montée sur ressorts et accro aux MacWhopper influe forcément sur la qualité et la santé de votre épiderme…

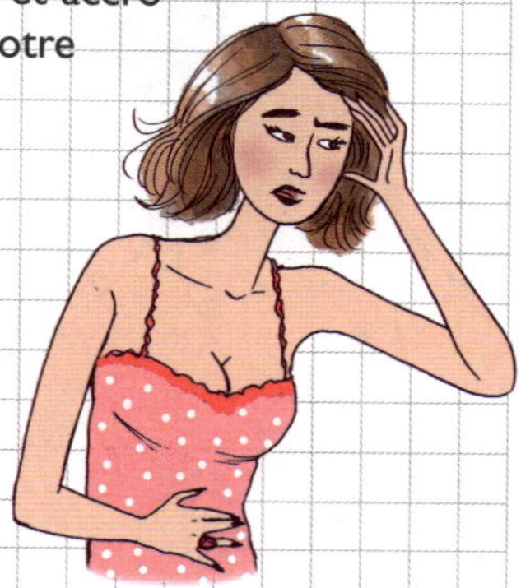

Ma peau étouffe

Pour l'épiderme, la vie citadine est synonyme d'asphyxie tissulaire. Les polluants présents dans l'atmosphère urbaine collent à la peau et s'engluent dans le sébum et le maquillage, et les radicaux libres en profitent pour se multiplier et déborder les cellules chargées de la détox. La peau se déshydrate, le teint grise et les imperfections apparaissent…

SOS peau en détresse : on dégaine un démaquillant antipollution capable d'aimanter les particules néfastes, des antioxydants pour neutraliser les radicaux libres et du rétinol pour empêcher la destruction du collagène.

Je shoppe : la crème Citadine de Phytomer, l'émulsion Nuit Détox de Ixxi ou la crème Détox Anti-Pollution et Éclat de Nuxe.

Ma peau stresse

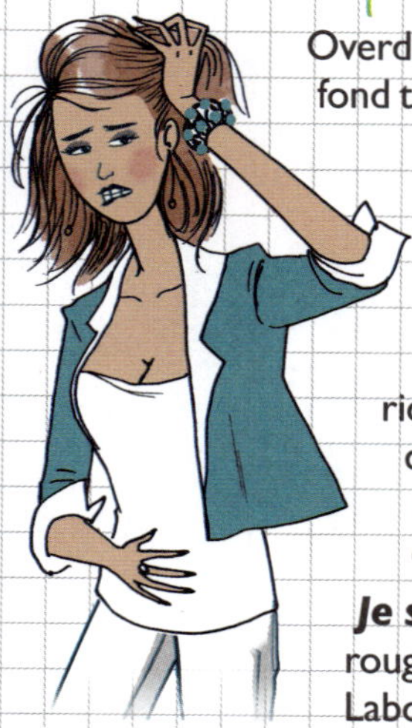

Overdose de boulot, hiérarchie et collègues anxiogènes, clim et chauffage à fond toute l'année = rougeurs, peau à vif et rugosités. La peau tourne au ralenti, le teint devient blafard et les cellules n'arrivent plus à se défendre. Une raison de plus d'angoisser…

SOS peau en détresse : on calme le jeu en évitant tout ce qui va favoriser la vasodilatation des capillaires. À savoir les toniques alcoolisés et les gommages trop abrasifs. Place aux soins anti-flush apaisants, riches en flavonoïdes (marron d'inde, petit houx) ou eau thermale. Et comme le stress fait partie des facteurs de vieillissement prématuré de la peau, attention à ne pas les cumuler en limitant votre consommation de tabac, vos expositions solaires et vos déséquilibres alimentaires.

Je shoppe : le soin anti-rougeurs Créaline AR de Bioderma, la crème anti-rougeurs Roséliane d'Uriage ou le soin anti-rougeurs Sensidiane AR des Laboratoires Noreva.

Ma peau souffre de mes insomnies

C'est la nuit, quand elle n'est plus obnubilée par la lutte contre les agressions extérieures, que la peau passe en mode réparation. Vers 1 heure du matin, elle est au top de ses capacités de

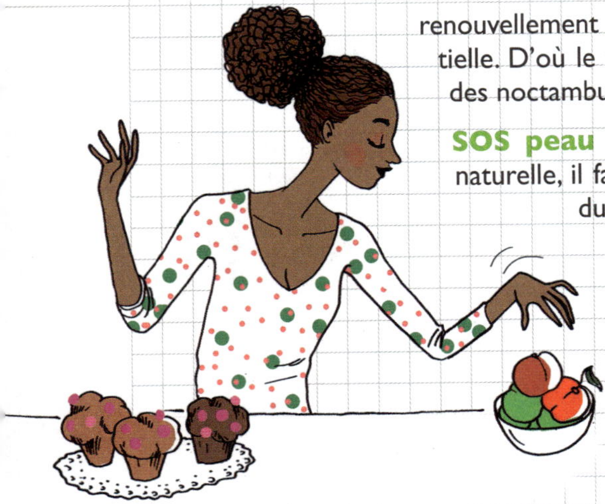

renouvellement cellulaire et de synthèse de matière première essentielle. D'où le teint brouillé et la peau sèche des insomniaques et des noctambules chroniques…

SOS peau en détresse : pour compenser la régénération naturelle, il faut stimuler la peau et lui offrir de la vitamine A et du rétinol pour la pousser à synthétiser du collagène, de l'acide linoléique qui va booster sa production de céramide, et bien sûr de l'acide hyaluronique repulpant et de la vitamine C énergisante (voir p. 33, 70). Plus un exfoliant hebdomadaire pour éliminer les cellules mortes en surface

Je shoppe : l'Elixir Pureté de Payot, l'Aromessence Ylang Ylang de Decléor et le nettoyant gommant Éclat – vitamine C de The Body Shop.

Ma peau sature de junk-food

Difficile de résister à l'appel du burger-frites. Problème, il contient peu de vitamines et de protéines mais un max de graisses insaturées qui s'oxydent pour mieux saturer la peau de radicaux libres. Les cellules attaquées et en manque de vitamines ne produisent plus correctement de collagène et d'élastine, la peau devient moins souple, grise et enflammée et les spots apparaissent…

SOS peau en détresse : une cure de vitamines A, C et E, un bouclier de soin antioxydant, et de l'acide salicylique et du glutonate de zinc pour réduire l'inflammation. Et bien sûr, mollo sur le burger…

Je shoppe : le sérum Zinc Glucomate d'Etat Pur, le spray Serozinc de La Roche-Posay ou le sérum anti-imperfections Perfect Balance de Pai.

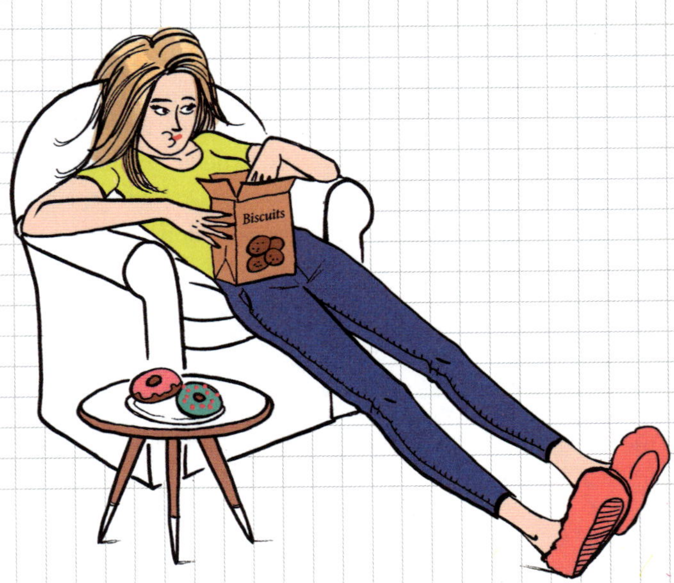

Ma peau fait un burn-out

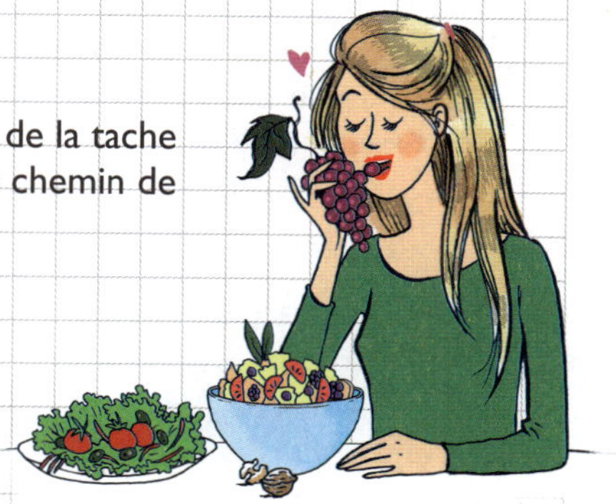

Le trauma de la ride est désormais dépassé et l'obsession de la tache bien maîtrisée… mais un nouvel obstacle se dresse sur le chemin de la peau parfaite : les signes de fatigue.

Ma cure détox

Quand la peau commence à chauffer, picoter ou fourmiller au moindre coup de froid, de chaud ou de cosmétique, plus le choix, il faut revoir sa routine beauté à la baisse sous peine de finir de l'épuiser. On privilégie alors les produits simples, sans superactifs susceptibles de l'irriter. On la démaquille de préférence à l'eau micellaire avant d'appliquer une crème neutre contenant le moins d'ingrédients possible et formulée sans parfum, sans colorants et sans conservateurs (voire les gammes aux formules « allégées » chez Etat Pur, Avène ou Bioderma). Bonne pioche également, les soins « neurocosmétiques » dont les actifs agissent sur les terminaisons nerveuses pour empêcher la libération des substances impliquées dans la cascade inflammatoire. Grâce à ce régime détox, éliminant aussi les gommages, la peau devrait rapidement recouvrer sa tolérance.

Je shoppe : le gel hydratant Plus HS de Skintifique, l'émulsion Tolérance Extrême d'Avène et la solution 10 de Chanel.

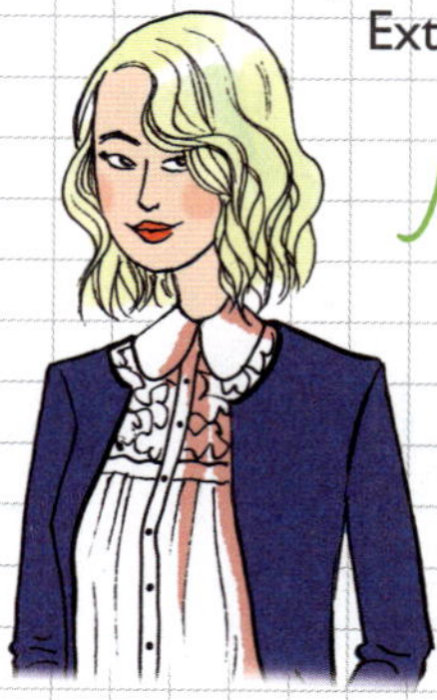

Mine tonique : le liquid care à la rescousse !

Quand la peau est à bout, il faut la recharger en énergie et en eau, ses deux principaux carburants. C'est là qu'interviennent ces nouveaux hydratants liquides venus d'Asie, qui ressemblent à de l'eau gélifiée, s'appliquent en base juste avant le soin pour booster l'hydratation, l'éclat de la peau et l'assimilation des actifs. Assimilables sans délai, puissants comme des sérums (2 fois plus concentrés en actifs qu'une crème pour visage) et légers comme des lotions, ils sont tantôt antioxydants, antipollution, matifiants ou anti-âge et blindés d'acide hyaluronique, de collagène et d'actifs végétaux comme la baie de goji, la gentiane ou la mélisse. À la clé, une peau reboostée sans tarder !

Je shoppe : le soin liquide lissant & booster d'éclat Énergie de Vie de Lancôme, l'Aqua Rosa de Sanoflore ou la Life Plankton Essence de Biotherm.

Wake up ! 3 astuces pour avoir l'air moins fatigué

1. **Pré-massez la peau :** premier geste du matin ? Une série de légers pincements pour réveiller l'épiderme et le stimuler en douceur. On réalise ensuite quelques mouvements de balayage et des étirements rapides sur le front, les joues et le menton. On finit par quelques points de pression au niveau de la tête du sourcil.

2. **Faites un masque détox** pour mettre votre peau au repos : après avoir bien nettoyé le visage pour éliminer le maquillage, le sébum et les traces de pollution, appliquez un masque riche en argile ou en charbon détoxifiants, à laisser poser une quinzaine de minutes. Évitez le contour des yeux et rincez à l'eau fraîche.

   Je shoppe : le masque détox argile Pure de l'Oréal Paris, le masque éclat de Liérac ou le masque éclat instantané Turnaround de Clinique.

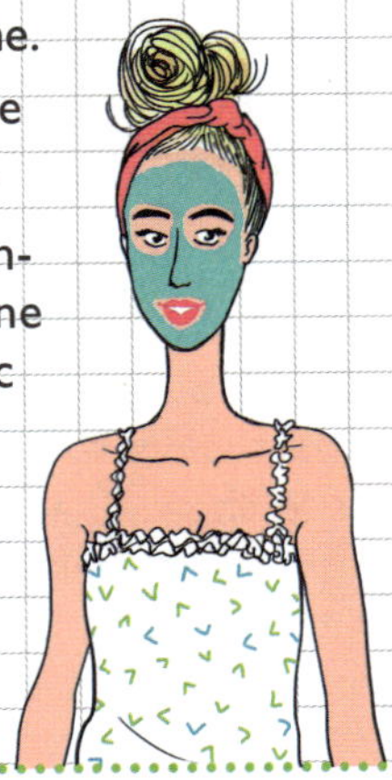

3. **Décrispez vos traits** : en massant vos mains ! Secouez-les pendant 10 secondes, comme si vous vouliez vous débarrasser d'une matière collante puis laissez-les retomber. Formez une boule avec votre poing droit et roulez-la dans la paume gauche (faites ensuite le contraire). Servez-vous des articulations apparentes de la main droite pour masser les zones sensibles de la main gauche. En se massant les mains on se redresse inconsciemment, on améliore sa respiration et on chasse la fatigue sans faire trop d'efforts.

La question qui tue :
« Trop de technologie c'est mauvais pour la peau ? »
L'exposition répétée aux ondes électromagnétiques de son portable, de son ordinateur et même de son micro-ondes est suspectée d'entraîner une électro-sensibilité avec, à la clé, des démangeaisons, des picotements et un dessèchement de la peau. Quant à nos lunettes de soleil, nos casques audio et nos Smartphones, ils seraient envahis de vilaines bactéries… La parade ? Des breaks technologiques réguliers et un paquet de lingettes à dégainer quotidiennement !

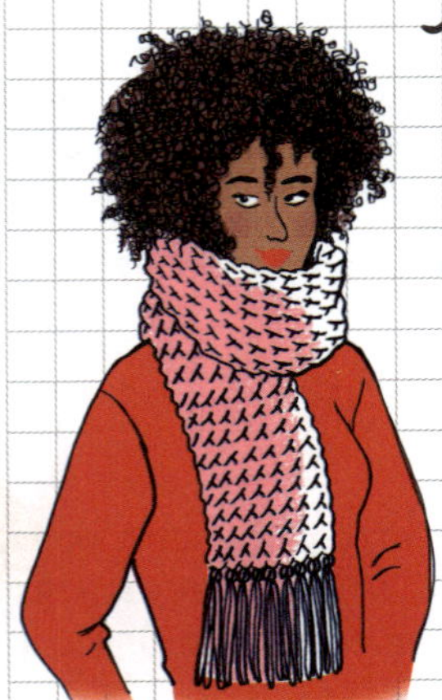

Mon plan « grand froid »

Mercure en chute libre, pollution, vent… En hiver la peau est agressée en permanence. Pour l'apaiser et la réconforter, on met en œuvre le plan grand froid en lui offrant des soins sur mesure. *Winter is coming* ? Même pas peur…

Halte à la sécheresse

En hiver, le film hydrolipidique qui protège l'épiderme s'altère sous l'attaque des frimas, il s'abîme et devient poreux comme un buvard. L'eau contenue dans les tissus en profite pour s'échapper et, sous l'effet de la déshydratation, la peau perd son aspect charnu et rebondi. Elle a soif et le fait savoir… Contre toute logique, l'eau

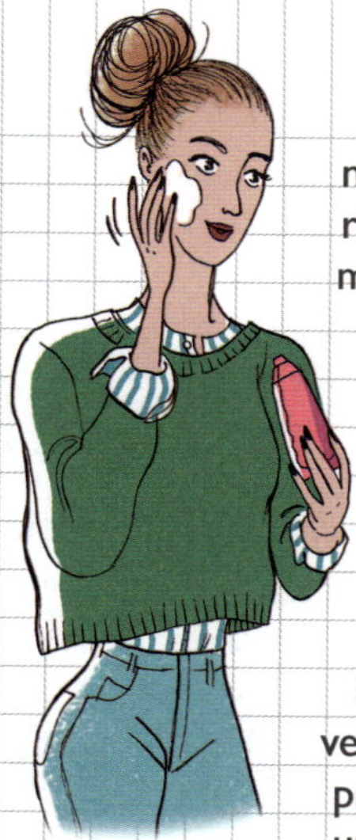

n'hydrate pas la peau ! Pour la nourrir, on opte donc pour des formules riches en acides gras essentiels qui vont réparer la barrière hydrolipidique mais on oublie les crèmes siliconées qui peuvent se révéler occlusives et les fonds de teint crèmes, plus onctueux sur l'instant mais anti-respirants.

Je shoppe : le lait-crème concentré d'Embryolisse, la crème pour le visage contre les éléments d'Aésop ou la crème Triple Lipid Restore 2:4:2 de SkinCeuticals.

Non aux démangeaisons !

Déshydratée par le froid, la peau est à vif, toutes ses terminaisons nerveuses sont rendues hypersensibles par l'appauvrissement de sa barrière protectrice. Si les démangeaisons ne sont ni régulières ni trop importantes, une simple eau thermale peut calmer le jeu. Pschittez, absorbez l'excédent au Kleenex, vaporisez à nouveau et laissez poser façon pansement. Misez également sur un soin apaisant et anti-irritant capable de solidifier le film hydrolipidique pour ne pas faire le terrain des démangeaisons. Si ces dernières sont accompagnées de réactions cutanées, mieux vaut consulter.

Je shoppe : le soin Atoderm Intensive de Bioderma, la crème XeraCalm d'Avène ou la crème calmante AtopiControl d'Eucerin.

Stop aux rougeurs

C'est la saison du chaud et froid permanent, un phénomène très irritant, capable de transformer chaque centimètre de peau exposé en ode au beaujolais… En plus d'être écarlate, la peau brûle comme après un méchant coup de soleil… En fonction de l'intensité du froid, la circulation sanguine est en effet redistribuée de façon à privilégier les organes vitaux au détriment de la peau et des extrémités. Ce phénomène entraîne un déséquilibre dans la microcirculation cutanée et une excitation des terminaisons nerveuses. Des phénomènes encore amplifiés par les variations de température, la microcirculation n'ayant parfois pas le temps de s'équilibrer… Pour retrouver un calme épidermique, on proscrit le savon, les huiles essentielles et les lotions hydroalcooliques et on file chez le dermato se faire prescrire une crème pompier pour réduire l'inflammation.

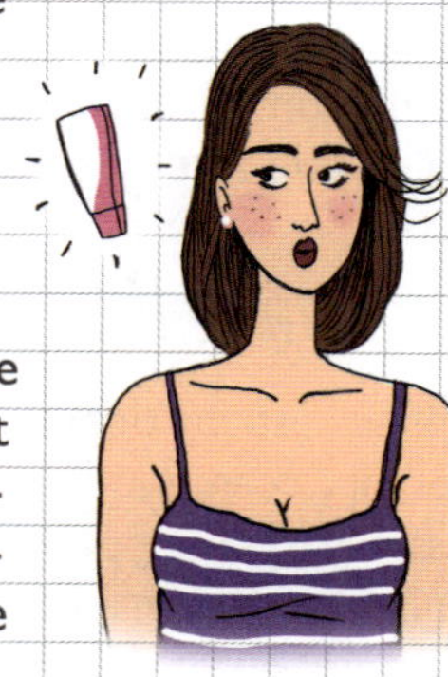

Haro sur les tiraillements

Inconfortable, la peau cartonne et tire. Si vous nettoyez votre visage à l'eau, ce sera pire car le calcaire a une action asséchante.

Premier geste SOS : bien protéger son visage du froid car ce dernier diminue la production de sébum, qui protège la surface de la peau, ce qui favorise la pénétration des facteurs irritants, en particulier l'hiver. Nettoyez donc votre peau en douceur à l'aide d'un produit relipidant type syndet (le « savon sans savon ») ou baume et utilisez une cold-cream ultra nourrissante. Si vous évoluez dans un environnement climatisé ou surchauffé, n'hésitez pas à la réappliquer plusieurs fois par jour.

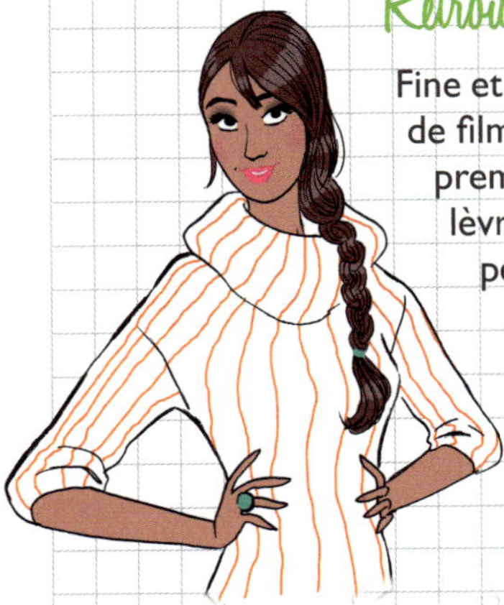

Retrouvez le sourire !

Fine et fragile, rapidement desséchée, la surface des lèvres est dépourvue de film protecteur et donc particulièrement vulnérable au froid. Dès les premières expositions, elle craquelle et se gerce… Pour dire adieu aux lèvres fendillées, commencez par les débarrasser régulièrement des petites peaux mortes qui les encombrent à l'aide d'une brosse à dents douce passée en mouvements circulaires délicats.

Résistez ensuite à l'envie de les humidifier du bout de la langue lorsqu'elles tiraillent car ce geste les dessèche encore plus !

Enfin, préservez votre sourire en gardant toujours dans la poche un stick hydratant et protecteur (enrichi en cire d'abeilles, beurre de cacao ou de karité, huile de Jojoba…), à consommer sans modération.

Belle et bio

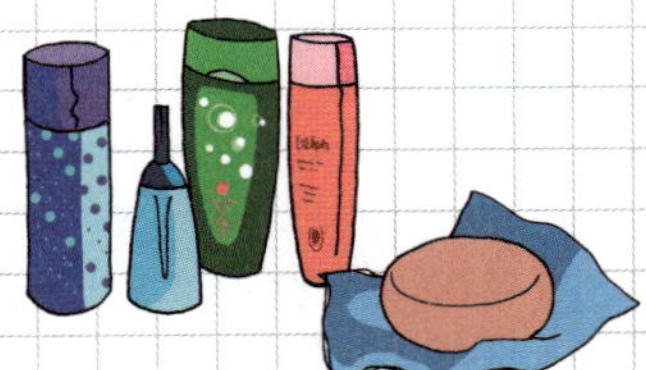

Aujourd'hui, tous les soins ou presque ont leur équivalent bio. Fini le temps où ce type de produits n'intéressait qu'une minorité de convaincues : comme on mange bio, on peut maintenant choisir de passer à la « cosméto verte » !

Si Ecocert m'était conté

Ecocert est un organisme de contrôle et de certification français chargé de soumettre les produits cosmétiques (mais aussi alimentaires) à des vérifications régulières permettant de s'assurer qu'ils répondent bien aux exigences d'un cahier des charges qui assure que 95 % minimum des ingrédients végétaux de la formule sont issus de l'agriculture biologique.

Signalons que 5 % d'ingrédients de synthèse sont donc tolérés, une petite entorse que les fabricants mettent à profit dans le domaine des conservateurs (benzoate de sodium, alcool benzylique et acides formique, propionique ou salicylique). Le terme « sans conservateur », souvent apposé sur le packaging signifie seulement que ceux utilisés ne sont pas répertoriés dans la liste officielle des conservateurs. En cas de phobie, vérifiez que le produit convoité utilise plutôt des huiles essentielles ou de la vitamine E en guise d'antibactériens.

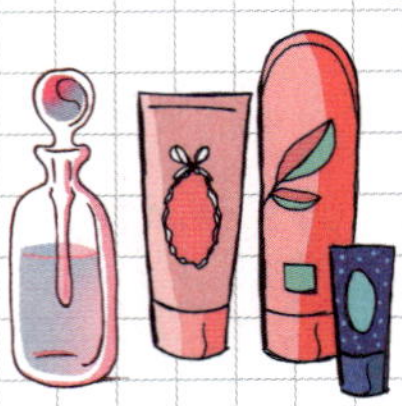

Le bio en labels

Pas toujours évident de se repérer dans la jungle des labels : pour différencier les cosmétiques formulés avec des ingrédients bio des produits seulement dits « naturels », suivez le guide !

Le logo bio : c'est Cosmébio, délivré par Ecocert, l'organisme de contrôle et de certification des produits bio, qui fait autorité. Les cosmétos bio ne doivent contenir ni produits de synthèse ni produits issus du pétrole et contenir au moins 95 % d'ingrédients bio.

Le logo éco : ce label garantit au moins 50 % d'ingrédients bio sur le total des composants végétaux et un minimum de 5 % sur le produit fini.

Le logo allemand BDIH : concerne environ la moitié des cosmétiques naturels certifiés vendus en Europe. Mais attention, si ce dernier regroupe certains pionniers comme Weleda ou Dr Hauschka, son cahier des charges moins exigeant que celui de Cosmébio le place dans le registre « cosmétique naturelle »…

VRAI OU FAUX ? Les femmes enceintes peuvent utiliser des cosmétiques bio les yeux fermés…
FAUX ! Car il ne faut pas confondre naturel et hypoallergénique (pas plus que chimique et toxique). Aucun souci pour continuer à faire confiance à Dame Nature pendant sa grossesse, à condition de privilégier les produits bio spécifiquement formulés pour les femmes enceintes. En effet, nombre de références contiennent des huiles essentielles dont les principes actifs très concentrés sont susceptibles de circuler dans le sang et de se révéler dangereux pour le fœtus.

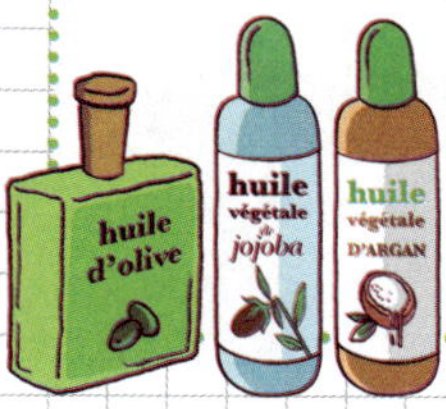

Tout est possible (même l'anti-âge…) !

Longtemps, le bio s'est cantonné à l'hygiène de base : des savons au miel, du gel douche aux plantes et quelques baumes SOS que l'on vendait aussi bien pour hydrater le visage que pour nourrir le corps, sans entrer dans des considérations plus cosmétiques. Et puis quelques références pointues telles que les sérums et l'anti-âge ont commencé à faire leur apparition. Depuis, les progrès sont constants et spectaculaires, précipités par le développement de nouvelles technologies du vivant et de la santé qui sont actuellement en plein boom. La biotechnologie issue de la chimie verte permet par exemple de synthétiser un acide hyaluronique d'excellente qualité. Résultat : aujourd'hui, non seulement les soins anti-âge bio sont performants mais les laboratoires savent formuler des bases qui sont, elles aussi, actives pour renforcer encore l'action du produit. Bref, foncez !

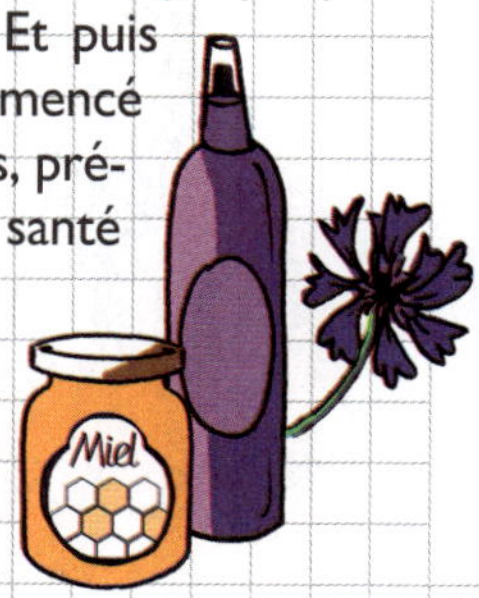

Le bio et les animaux

Le label Ecocert interdit l'expérimentation sur les animaux, tant pour les matières premières que pour les produits finis. L'emploi d'ingrédients d'origine animale est également proscrit, à l'exclusion des produits issus de la ruche (miel, gelée royale, propolis et cire), des produits lactés (petit lait, babeurre), des dérivés d'œuf et de la lanoline (cette graisse extraite du suint de mouton, très couramment utilisée dans les crèmes).

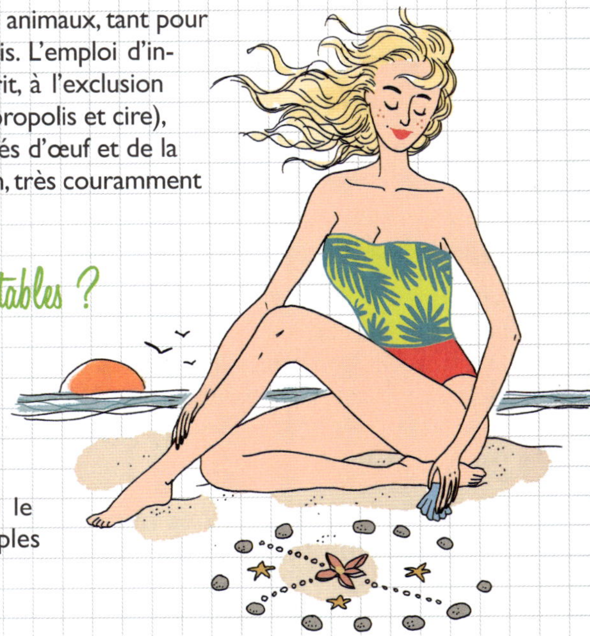

Les cosmétiques bio sont-ils forcément équitables ?

Pas forcément, comme pour l'alimentation, même si certains le sont. Pour pouvoir revendiquer le label « Commerce équitable », les cosmétiques doivent répondre au cahier des charges d'organismes de certification tels que Max Havelaar, le plus connu. C'est aujourd'hui le cas de Forest People ou Themis mais les exemples restent rares, vérifiez les étiquettes !

Le top des marques bio

En pharmacie	En supermarché	En magasin bio
1 Sanoflore	1 SO' BIO Etic	1 Fleurance Nature
2 Patyka	2 Pulpe de Vie	2 Natessance
3 Melvita	3 Cattier	3 Florame
4 Nuxe Bio	4 Lovea Nature	4 Lavera
5 Weleda	5 Biopha	5 Less is more

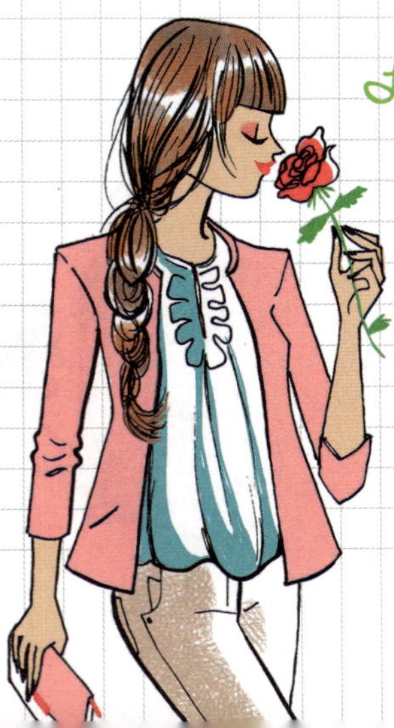

Le bio online

Envie d'un masque green ou d'une crème détox à 2 heures du matin ? Pas de souci, on file sur www.bazar-bio.com, le spécialiste de la beauté naturelle qui déniche le meilleur des formules botaniques, mixant le must des ingrédients traditionnels et de la chimie verte. Ici, pas de paraben, de PEG, de colorants, de silicones ou de phtalates, mais un choix pointu de produits avant-gardistes aussi respectueux de la peau et de l'environnement qu'ils sont efficaces. Green jusqu'au bout de l'URL, le site propose régulièrement son lot de trouvailles exclusives…

On shoppe quoi ? De fantastiques éponges Konjac pour nettoyer sans agresser, TOUTE l'incroyable gamme Tata Harper, le masque Anti-oxydant® étique et chic de Kahina Giving Beauty ou encore les soins This Works et leur concept d'aromathérapie hautement désirable.

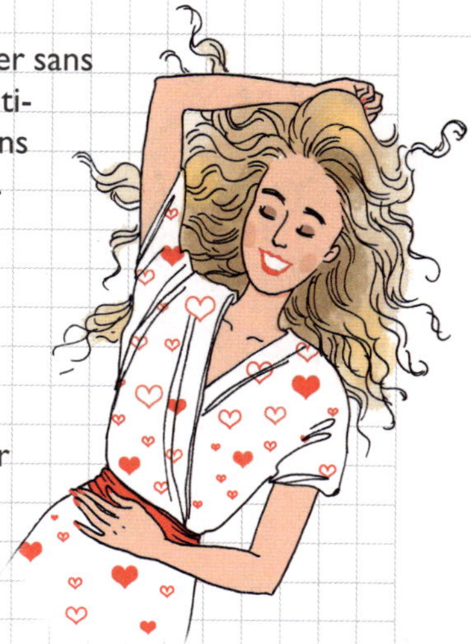

La tête dans le pot

Pas une année sans un nouveau scandale cosmétique avec son lot d'ingrédients montrés du doigt. De quoi sérieusement s'interroger sur ce qu'on réserve à notre épiderme. Mais pas de panique, seuls quelques-uns font vraiment débat...

Les perturbateurs endocriniens

Ces substances chimiques qui parasitent notre système hormonal sont déjà présentes partout dans notre environnement, de l'alimentation aux produits ménagers. Avec le risque de provoquer cancers, troubles de fertilité, diabètes ou maladies neurodégénératives. Et dans nos pots de crèmes ? Elles sont là aussi, sous forme de conservateurs. Mais pour le moment, les scientifiques ne sont d'accord ni sur leur définition ni sur leurs effets : une substance qui se fixe sur un récepteur hormonal va-t-elle forcément interférer sur le système endocrinien ? De manière provisoire ou définitive ? Faute de consensus sur la question, restons prudentes sans virer paranos. Et apprenons à les reconnaître malgré leurs noms de Pokémons rares.

Cyclopentasiloxane diméthicone : silicone à haut poids moléculaire qu'on retrouve souvent dans les shampooings	**Triclosan :** un antibactérien potentiellement présent dans les savons, déodorants ou dentifrices
Hydroxyanisole butylé ou BHA : un antioxydant synthétique utilisé comme conservateur, notamment en maquillage	**Phtalates :** utilisés comme agents fixateurs dans les vernis, les laques et les parfums
Nonylphénol : un agent émulsifiant qu'on peut notamment retrouver dans les gels douche, shampooings ou nettoyants visage	**Resorcinol :** un agent dépigmentant utilisé dans les colorations cheveux
Lilial : une substance aromatique utilisée dans les eaux de toilette et pour parfumer les crèmes de notes florales fraîches et rosées évoquant le muguet ou la jacinthe	**Benzophénone :** utilisé comme filtre ultra-violet dans les produits de protection solaire

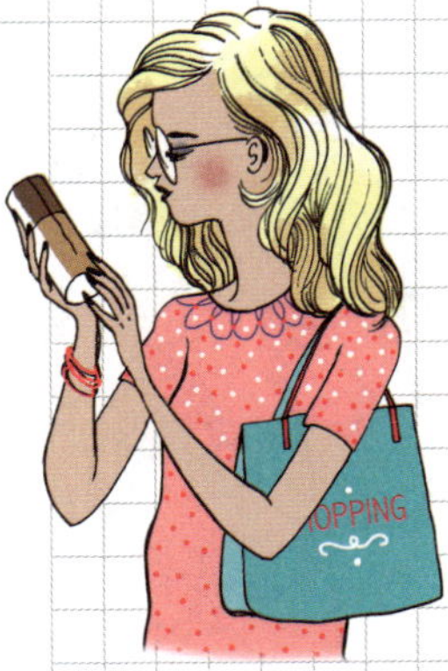

Les allergènes

Conservateurs, filtres solaires ou parfums, 26 d'entre eux ont été identifiés (comme la méthylisothiazolinone ou MIT, ou l'oxybenzone), que les fabricants sont tenus de signaler sur l'emballage s'ils dépassent une quantité définie. Si vous avez la peau sensible, apprenez à les repérer sur les emballages…

Les parabens

Ces conservateurs, objets d'une véritable chasse aux sorcières ces dernières années, ont pourtant fait leurs preuves et sont aujourd'hui des valeurs sûres et efficaces. Leur concentration a généralement été revue à la baisse, voire carrément interdite dans les produits non rincés pour répondre au fameux principe de précaution. Pourtant, leur mauvaise réputation est bien installée et les consommateurs continuent à les fuir… et les industriels préfèrent du coup souvent y renoncer. Dommage, car ils ont souvent été remplacés par la méthylisothiazolinone, un conservateur performant mais très irritant, ce qui a augmenté le taux d'allergies ; ou encore le phénoxyéthanol, suspecté d'avoir une action comparable à celle des perturbateurs endocriniens. Moralité, si la question vous stresse, mieux vaut passer au bio (tout en évitant les huiles essentielles, très allergènes…).

SOS peaux sensibles

Attention aux substances irritantes ! Quelques recommandations pour les peaux fragiles :

1. Évitez les filtres solaires formulés avec de l'octocrylène et jetez ceux qui contiendraient de l'oxybenzone.
2. Bannissez les produits contenant du phénoxyéthanol (un conservateur particulièrement irritant) ou des huiles essentielles.
3. Préférez les soins formulés avec le moins d'ingrédients possible.
4. Choisissez de préférence des produits conditionnés dans des pots en verre (plus durables et moins chimiques) et conservez-les loin des sources de chaleur pour éviter l'oxydation et la prolifération des bactéries.

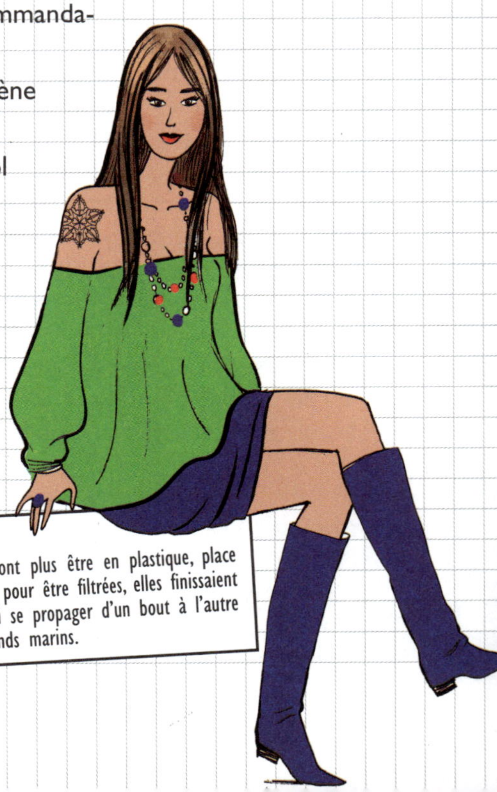

La bonne nouvelle !
À partir de 2018, les microbilles présentes dans certains gommages ne pourront plus être en plastique, place au bois ou aux coques de noix. Pourquoi c'est mieux ? parce que trop petites pour être filtrées, elles finissaient leur vie dans l'océan, servant de transports à des microbes qui pouvaient ainsi se propager d'un bout à l'autre de la planète, déséquilibrant la faune et la flore et contaminant plages et fonds marins.

Chapitre 4

Les coups de pouce pour ma peau

En adoptant les réflexes payants, en trichant à bon escient et en empruntant le meilleur des routines beauté du monde entier, forcément, on progresse sur la voie de la peau parfaite. Prête à devenir une pro du bluff ?

8 bons plans pour optimiser mon soin

Saviez-vous qu'il existe des astuces pour bien choisir et mieux appliquer son soin et donc décupler son efficacité ? Puisqu'on vous le dit !

1 Je préchauffe ma crème

Prendre le temps de l'amener à la bonne température (celle de la peau) en la roulant sous vos doigts, c'est vous assurer qu'elle sera fin prête à fusionner avec votre épiderme quand vous l'appliquerez, avec une meilleure pénétration des actifs à la clé.

2 J'élimine les cellules mortes

Pour être sûre que votre crème pénètre en profondeur et qu'elle peut faire son job dans de bonnes conditions, exfoliez votre peau une fois par semaine à l'aide d'un gommage doux pour éliminer la barrière de déchets cellulaires qui l'empêche d'être pleinement efficace.

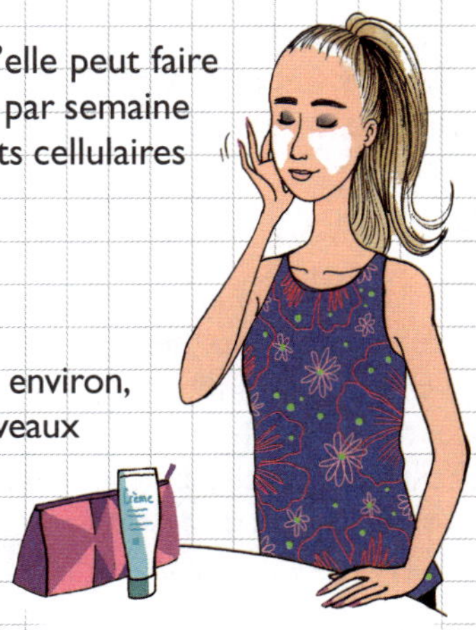

3 Je suis patiente

L'efficacité d'un soin ne peut s'évaluer qu'au bout de 2 mois environ, soit le temps pour la peau de l'apprivoiser et d'intégrer les nouveaux messages envoyés par ses principes actifs. Il faut 3 semaines minimum pour que les cellules de la peau soient imbibées puis encore 3 autres pour que les cellules neuves et bien entraînées remontent à la surface. *Keep calm and love your skin* !

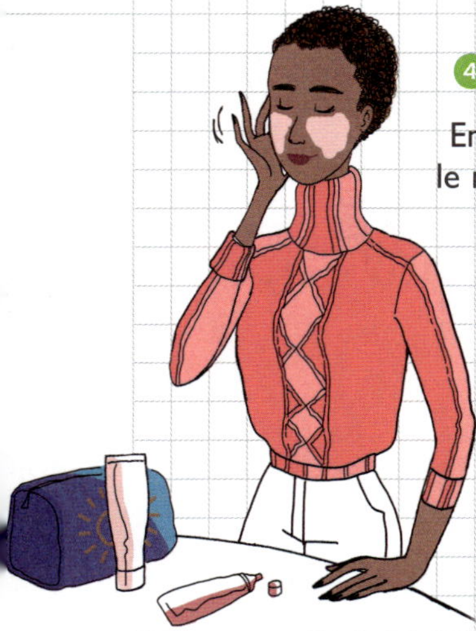

❹ Je respecte ma crème

En évitant de la manipuler à même le pot pour ne pas l'altérer en faisant le nid des bactéries. Vos meilleurs alliés ? La spatule parfois conditionnée avec le soin ou un pinceau que vous réserverez à cet usage, sans oublier de bien le rincer et de le nettoyer à l'eau chaude et au savon une fois par semaine. Double avantage : il permet d'économiser la crème car il répartit mieux la texture et il fait bénéficier la peau d'un massage très doux qui stimule la microcirculation et oxygène les tissus.

❺ Je suis mon humeur et les saisons

Au final, ce qui compte le plus c'est ce que vit votre peau à un instant T, comment vous évaluez ses besoins et son état général. Un ressenti beaucoup plus important que le nombre d'années qu'elle avoue sur votre passeport…

❻ Je fais bien pénétrer mon soin de nuit

Si le matin on peut se permettre un splash de crème à la va-vite (à condition de ne pas se maquiller par-dessus, sinon, ça peluche…), le soir, autant ne rien appliquer si c'est pour retrouver l'essentiel de son soin sur l'oreiller… Et comme c'est la nuit que la peau récupère le mieux, autant en profiter pour masser son visage et bien faire pénétrer tous les actifs. CQFD.

❼ Je m'écoute (il ne faut pas souffrir pour être belle…)

Ayez la main douce à l'application. Certes, les pincements et petits étirements au niveau des pommettes relancent la production de collagène, quand un massage entre le majeur et l'index sur le sillon nasogénien ou en petites pressions sur le menton et le front draine et muscle les tissus, mais pas la peine de trop appuyer ! Par ailleurs, une peau qui tire ou qui pique après la pose d'un soin n'est pas signe d'une action en profondeur mais d'un mauvais casting. Alors on arrête de serrer les dents en se disant que si ça brûle c'est que c'est efficace : si ça brûle, c'est que les actifs sont surdosés ou mal adaptés, point. On change donc fissa et on retrouve le sourire.

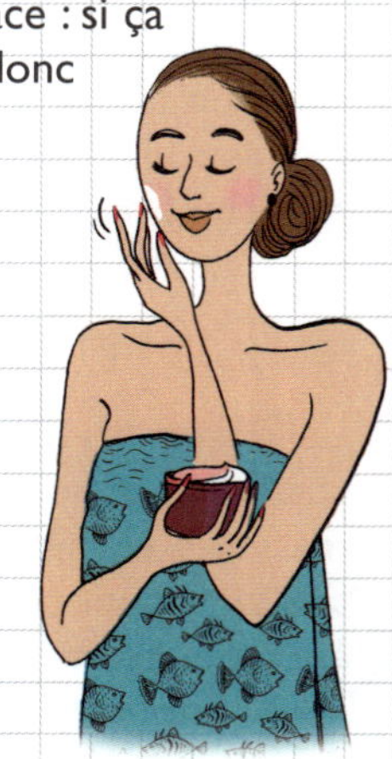

❽ Je privilégie les actifs purs

Car ils sont mieux assimilés par la peau et donc plus utiles. Là encore, une lecture minutieuse des étiquettes s'impose. Par exemple, si vous optez pour un soin à la vitamine C, vérifiez qu'il s'agit de vitamine C pure (= acide L ascorbique) et non d'un dérivé (ascorbyl palmitate, acétate ou magnésium phosphate). Préférez la vitamine E pure (alpha-tocophérol) au tocophérol acétate, qui est hydratant mais pas antioxydant et n'a donc pas d'action anti-âge. Investissez dans du rétinol pur et pas du pro-rétinol ou palmitate de rétinyl qui ont un effet plus superficiel.

La nuit, ma peau rajeunit

Il faut dormir pour être belle : la nuit, l'épiderme profite de l'accalmie dans sa lutte contre les UV et la pollution pour se concentrer sur le renouvellement cellulaire. Résultat, à 1 heure du matin, quand certaines se déhanchent encore sur les dance-floors, d'autres en profitent pour booster l'activité de leurs fibroblastes à grand renfort de crèmes pyjamas et de soins marchands de sable. Et elles ont bien raison !

J'écoute mes biorythmes

Comme le reste de l'organisme, la peau a ses propres rythmes biologiques et chaque fonction cutanée une horloge qui la régit. Dès 23 heures, le débit sanguin augmente, ce qui assure une meilleure oxygénation des tissus, et, au milieu de la nuit, l'épiderme connaît un véritable pic d'activité. Il mobilise ainsi un maximum d'énergie pour lancer le renouvellement de ses cellules et restaurer celles qui auraient été malmenées durant la journée. Vers 4 heures du matin, ce travail de détox et de réparation est terminé, la peau peut marquer une pause jusqu'au réveil. Moralité, le matin, il s'agit de l'hydrater et de la protéger et la nuit, de la nourrir et de l'aider à s'auto-réparer et à se détresser.

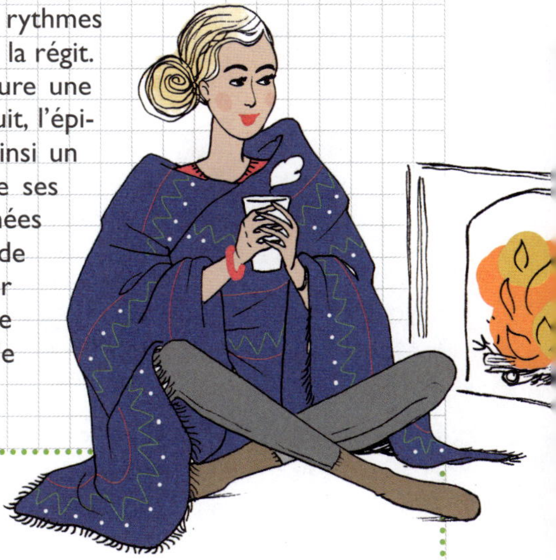

Question à un pro : « La crème de nuit, c'est obligatoire ? »
La réponse de Marie Pfister, directrice du développement médicosmetique Filorga

« Eh oui ! En fait, appliquer un soin avant d'aller se coucher présente tellement d'avantages qu'il serait surtout dommage de s'en priver. La journée, la peau se défend et la nuit, elle se régénère, c'est donc le moment idéal pour lui donner un coup de pouce en lui apportant les actifs qui vont booster son renouvellement cellulaire. D'autant qu'on a alors tout le loisir de mettre à sa disposition des ingrédients photo-sensibilisants comme le rétinol anti-âge ou les AHA exfoliants. Par ailleurs, la nuit, au niveau des textures, tout est permis ! Peu importe que la peau brille ou colle un peu après l'application, on ne va pas se maquiller sur son soin et on peut donc s'autoriser des galéniques plus riches et plus nutritives. Enfin, la nuit, il est possible de traiter des indications plus spécifiques comme les cernes, les poches ou les traits tirés. La peau a en effet le champ libre pour se consacrer uniquement à ces désordres et se trouve plus à même de les corriger. »

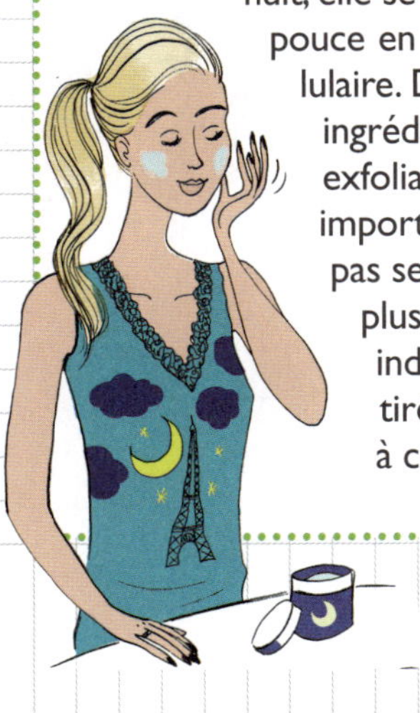

Wanted ! Les sleeping packs

Intégrés depuis longtemps aux rituels de beauté coréens, ces bombes anti-fatigue s'appliquent le soir à la place de son soin de nuit habituel. On les laisse poser façon masque pour ne les rincer qu'au réveil. Résultat : une peau repulpée ultra-lumineuse grâce à des actifs surdoués de la régénération cutanée et des textures nouvelle génération capables de véhiculer les molécules de soin au plus profond de la peau. À shopper chez Garnier, Shiseido, Sampar ou Clinique et version bio chez Sanoflore ou Lavera. Finis les matins froissés !

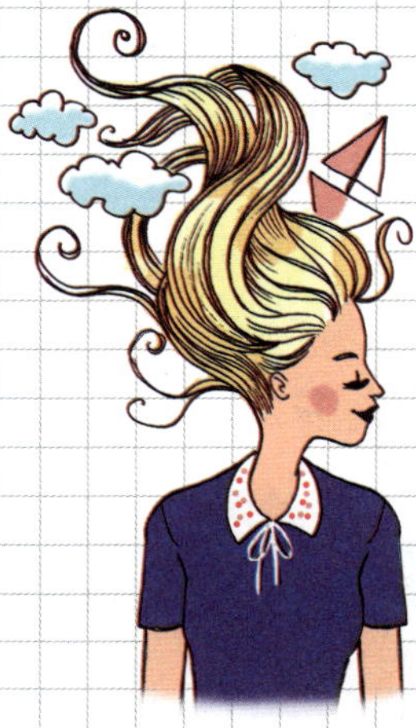

Le sommeil, ça rend belle, à condition de bien dormir !

Entre le stress, le boulot, les angoisses, réussir une nuit de 6 heures, c'est déjà bien. Le hic, c'est que le manque de sommeil se révèle un sérieux facteur de vieillissement prématuré de la peau. Alors certes, vous aider à dormir plus, c'est un peu compliqué. En revanche, si vous stoppez le café après 15 heures, si vous pratiquez un exercice physique régulier (pas le soir, uniquement en journée), si vous dînez light, que vous évitez de dormir dans une pièce chauffée à plus de 20 °C et que vous adoptez quotidiennement un soin de nuit réparateur, on peut vous promettre que ça ira déjà mieux !

Un petit cours de sciences de la vie...

Et si la prise de somnifères donnait l'air encore plus fatigué ? Quand on sait que leur absorption entraîne la réduction du sommeil paradoxal, caractérisé par de nombreux mouvements oculaires rapides garants d'un drainage lymphatique efficace, on ne s'étonnera plus de se retrouver les yeux un peu bouffis après une orgie de Donormil®. À bonne entendeuse...

Sans le soleil exactement

L'autobronzant a connu des hauts et des bas. Aujourd'hui, grâce aux progrès des labos, il est inodore, facile à appliquer et garantit un hâle ultra-naturel. On aurait tort de s'en priver...

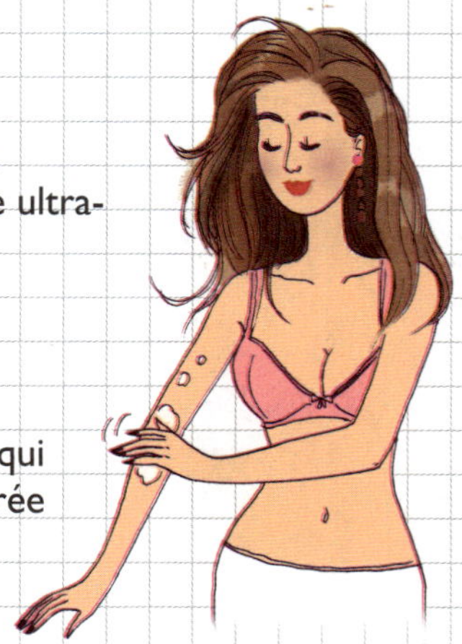

Mais au fait, c'est quoi un autobronzant ?

Composé de DHA (ou DiHydroxyAcétone), un sucre naturel qui s'oxyde au contact des acides aminés de la peau, l'autobronzant crée une coloration artificielle de l'épiderme en moins de 2 heures. De plus en plus souvent, les laboratoires cosmétiques associent à la

DHA un autre actif baptisé « Érythrulose » qui permet de prolonger la coloration mais la rend aussi plus homogène. Grâce à ces deux molécules, les formules garantissent désormais un bronzage harmonieux et sur mesure.

L'autobronzant où je veux, comme je veux…

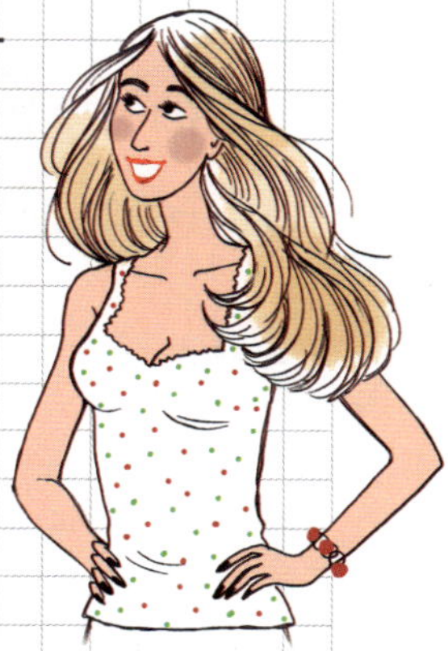

Avant, l'autobronzant était la chasse gardée du lait. Normal, la DHA (ou dihydroxyacétone, une molécule qui réagit avec les acides aminés présents dans la peau pour créer le bronzage) a tendance à déstabiliser les formules et à les fluidifier. En travaillant sur les excipients et les émulsifiants, les marques ont abouti à d'autres types de textures, comme la gelée (chez Esthederm, Liérac ou Galénic), qui combine fraîcheur, meilleur pouvoir d'étalement et glissant amélioré, pour un geste mieux maîtrisé et une répartition plus uniforme. Mais on trouve aussi des autobronzants en mousse (chez Viva Liberata) ou sous la douche (chez St-Tropez). Dernière innovation du genre, la marmelade® de Lancaster, à la fois colorante et ultra-nourrissante, issue d'associations d'actifs et d'encapsulations savantes destinées à contrer les effets déshydratants de la DHA (qui consomme des molécules d'eau en séchant).

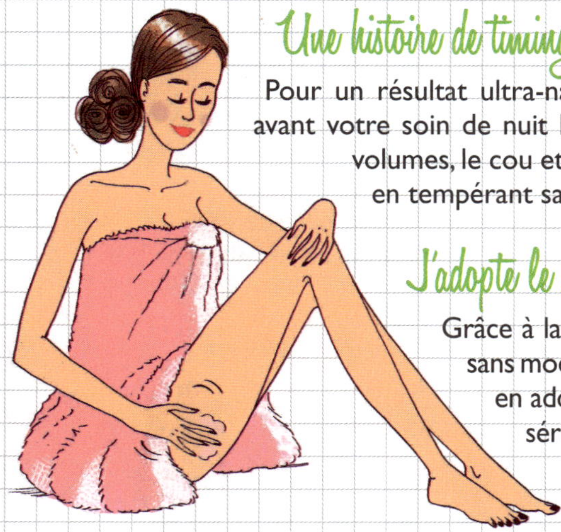

Une histoire de timing

Pour un résultat ultra-naturel, appliquez plutôt votre autobronzant le soir avant votre soin de nuit habituel : la crème va entraîner le produit vers les volumes, le cou et tous les endroits que l'on a tendance à oublier, tout en tempérant sa concentration. Au matin, teint doré garanti !

J'adopte le sun dropping

Grâce à la bonne mine en gouttes, on pratique le sun dropping sans modération. Désormais, le bronzage se module sur mesure en additionnant son soin quotidien de quelques larmes d'un sérum qui le transforme en crème bonne mine.

Très concentré en DHA et en érythrulose, ce fluide sans odeur (disponible chez Clarins, Collistar ou Bronz'Express) ensoleille piano et donc sano. Encore moins de prises de risques avec les eaux colorantes proposées par By Terry ou l'Oréal Paris qui teintent illico, et sans effet matière, grâce à des formules biphasées « poudre dans eau » qui s'évaporent en ne laissant derrière elles qu'un hâle naturel.

Zéro faute ! 3 astuces pour une application impeccable

Pour un résultat homogène, appliquez l'autobronzant sur une peau bien nettoyée et exfoliée. Plus la peau sera lisse, mieux la formule se répartira à sa surface. Et si l'épiderme est bien hydraté le résultat sera plus joli car le produit accrochera mieux.

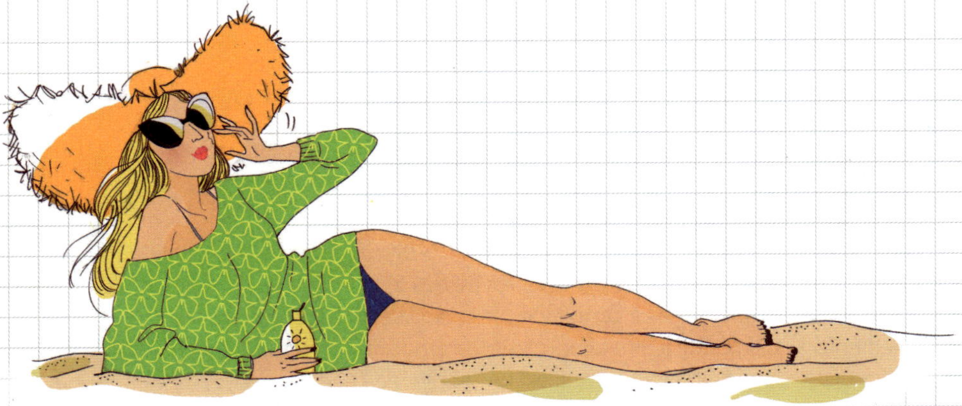

Sur le corps, il faut toujours commencer l'application par les mollets pour éviter les traces et étirer le produit jusque sous le talon et en haut du genou.

Sur le visage, on part toujours de la zone médiane et on étale l'autobronzant vers les extrémités, des joues vers l'extérieur avant de remonter vers le front.

En cas de dérapage, un gommage s'impose mais il risque de ne pas enlever toute la coloration du premier coup. Pour une retouche zéro faute, on complète avec une pointe de crème ou de gel teintés qui estompera les démarcations.

L'accessoire essentiel

Un bronzage grand bluff plus homogène sans se salir les mains ? Facile avec **les gants applicateurs**, spécialement conçus pour favoriser la répartition de l'autobronzant et empêcher sa migration sur la paume pendant l'opération.

- Recto, on gomme avec la face légèrement exfoliante pour bien préparer le terrain.
- Verso, on étire la matière en profitant d'un dosage parfait (l'excédent est absorbé par la mousse) et d'un étalement optimal.

Les secrets du layering

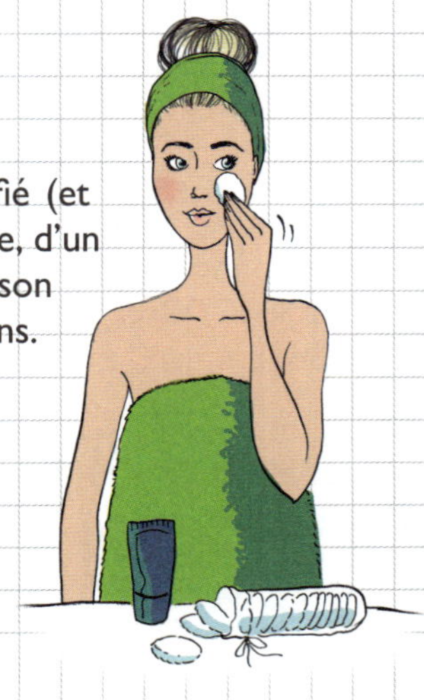

Composé de huit étapes quotidiennes, ce rituel de beauté très codifié (et très long…) comprend une phase de purification suivie d'un gommage, d'un masque, d'un sérum et de plusieurs soins. Idéal quel que soit son âge et son type de peau, il sublime l'épiderme en respectant parfaitement ses besoins. On essaie ?

1, 2 et 3 Un démaquillage impeccable

Cette superposition de produits débute par un double nettoyage visant à débarrasser le visage des impuretés grasses (maquillage mais aussi sébum) et aqueuses (poussière, transpiration). Les Asiatiques raffolent des huiles démaquillantes (DHC, Shu Uemura, Re:cipe), qu'elles complètent d'un soin moussant rincé à l'eau. Elles peaufinent ensuite à l'aide d'une eau de soin hydratante ou matifiante, laissant la peau prête à recevoir un exfoliant léger.

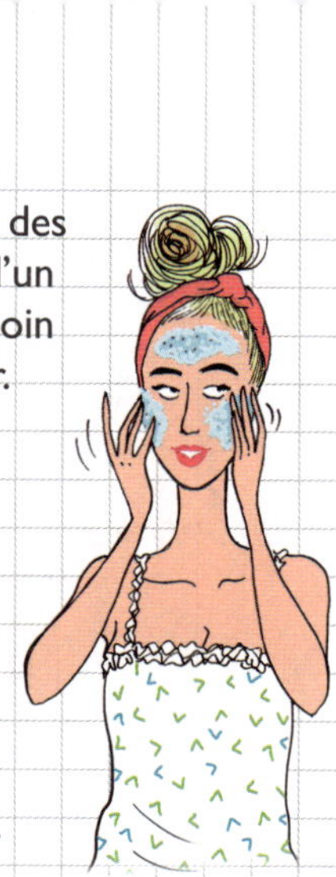

4 Une exfoliation en douceur

Ce gommage a pour but de décoller les cellules mortes qui s'accumulent sur l'épiderme pour lui rendre sa luminosité. Comme il est censé être quotidien, les peaux sensibles peuvent le remplacer par un gommage enzymatique resurfaçant, moins agressif. Dans un cas comme dans l'autre, on n'oublie pas le cou ! Fragile, la peau de cette région réclame toute votre attention car elle est aussi fine que celle du contour des yeux.

5 Un masque purifiant

Une fois la peau parfaitement nette, on passe au masque, composé par exemple de 1 c. à s. de farine de riz, de 2 c. à s. d'huile de sésame tiède et d'un peu de lait. Idéal pour apaiser les peaux sensibles et affiner le grain de peau ! Les peaux mixtes opteront pour un masque à l'argile verte et les peaux sèches dégaineront un masque enrichi en huile d'avocat ou en huile d'amande douce pour nourrir et protéger.

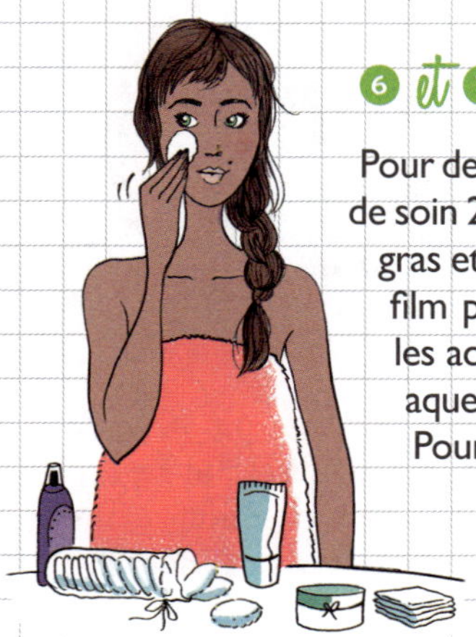

6 et 7 Un duo de soins musclés

Pour devenir experte en layering, ne négligez plus le sérum. Appliquer une crème de soin 2 fois par jour, c'est certes un bon début : cette émulsion entre des corps gras et aqueux se révèle en effet capable d'hydrater la peau en renforçant son film protecteur. Mais sa texture confortable ne peut en revanche contenir les actifs qu'en quantité limitée. Contrairement à ce qu'autorise la galénique aqueuse du sérum ! En résumé, le sérum traite, et la crème protège.

Pour optimiser votre rituel de soin, commencez par appliquer un sérum et superposez la crème de la même gamme (hydratante, éclat, anti-âge…) par-dessus pour que leurs actifs respectifs agissent en synergie.

8 Un contour de l'oeil drainant

Pour lisser les rides, atténuer les poches et effacer les cernes, misez sur un contour de l'œil drainant également capable de tonifier les fibres de soutien pour combattre les premiers signes du temps. Tapotez la crème sur la paupière inférieure du bout des doigts puis remontez du coin interne au coin externe pour un massage drainant express. Pour retrouver un regard neuf, placez votre soin au réfrigérateur : le froid booste son action défatigante et décongestionnante, coup de fouet garanti !

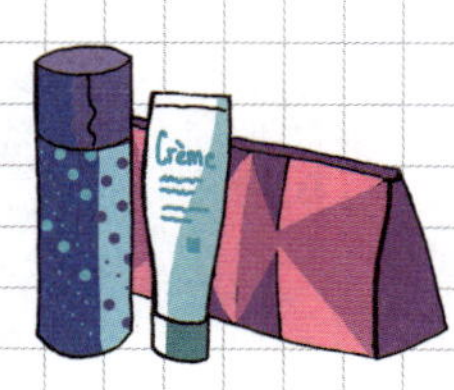

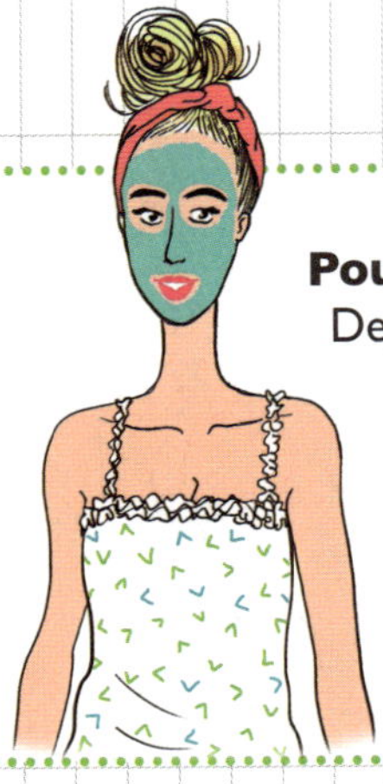

Pour aller plus loin : le boom des masques en bio-cellulose

Depuis 1 an, ils sont partout ! Version 3.0 des masques en tissu pré-imprégnés, ces petites bombes d'actifs venues (encore une fois !) de Corée se distinguent par leurs concentrations impressionnantes. Imbibées d'agents boosters d'hydratation, d'éclat ou de matité, elles forment une seconde peau sur le visage et diffusent leurs ingrédients en perfusion dans l'épiderme. À la clé, une peau repulpée et lumineuse, comme après un soin en institut.

Bienvenue au bar à teint !

Parce que la peau est encore plus belle sublimée par une touche de make-up, décryptage des (nombreux) produits qui font un joli teint !

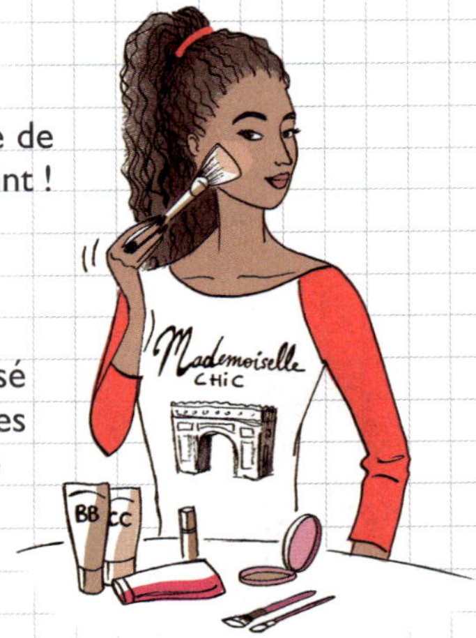

La BB Cream

On ne présente plus ce soin miracle venu de Corée qui s'est imposé au rayon cosmétique grâce à des promesses plus qu'alléchantes puisqu'il annonce un parfait camouflage des imperfections, une unification du teint et une hydratation longue durée. Léger comme un sérum, ce 3 en 1 donne bonne mine en un clin d'œil.

La CC Cream

Baptisée « Color Control », « Correction complète », « Color and Care » ou « Color Combo » selon les marques, la petite sœur de la BB Cream promet une texture plus légère, une meilleure couvrance, un véritable soin intégré mais aussi et surtout une protection solaire systématique à indice élevé. En bonus, un effet éclaircissant (mais pas dépigmentant) qui offre un rendu plus net et une peau plus claire, notamment grâce à des formules blindées en vitamine C, et un fini mat qui séduira sans réserve les peaux mixtes.

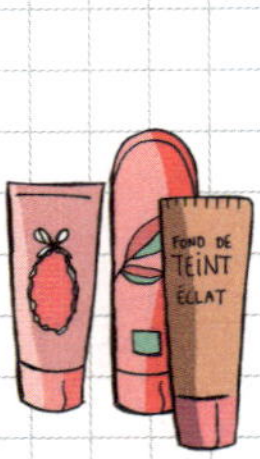

Le fond de teint

Allié beauté des mines parfaites, le fond de teint se décline en diverses textures pour unifier, camoufler les imperfections et donner une impression poudrée et nette. Fluide, mousse, stick ou compact, il sublime la carnation sans se faire remarquer.

La crème teintée

Idéale pour assurer un effet sunkissed aussi naturel que modulable, la crème teintée illumine et réchauffe la carnation en la colorant légèrement. Moins couvrante qu'un fond de teint, elle hydrate l'épiderme tout en garantissant une bonne mine immédiate grâce à l'alliance d'une base crème de jour et de pigments. Le 2 en 1 coup d'éclat des matins difficiles, la transparence en plus !

La Cushion Cream

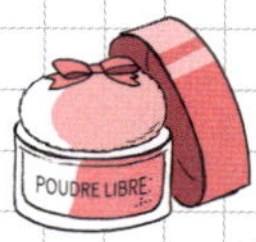

Dans un petit boîtier, une éponge gorgée d'une texture hybride entre BB Cream, base et fond de teint capable d'unifier, hydrater et protéger des UV. Cette houppette lisse en polyuréthane antimicrobien permet un dosage parfait et une pose « à froid » qui garantit une mine ultra-fraîche plus longtemps. Parfaite pour une retouche, elle est facilement transportable et ne coule pas.

L'enlumineur

Ce fluide bonne mine a, comme son nom l'indique, la mission d'apporter de l'éclat à l'épiderme. Blindé d'agents réflecteurs de lumière, il uniformise et réveille le teint tout en transparence via une texture légère et facile à travailler qui ne marque pas et sublime avec naturel. Parfaite pour flouter les petites imperfections, rehausser le teint et estomper les signes de fatigue, sa texture gel offre cependant une couvrance assez light…

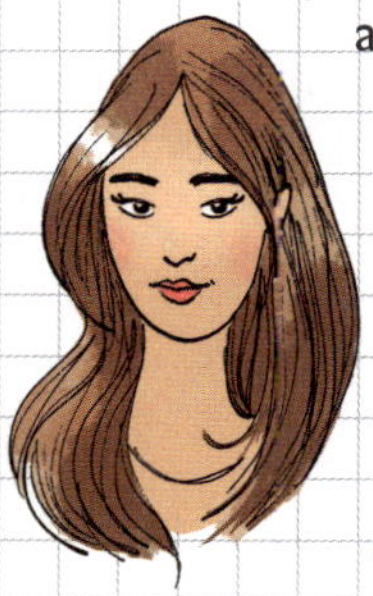

La base de teint

Une fois le teint corrigé et homogénéisé, l'utilisation d'un fond de teint devient accessoire et c'est pile ce résultat unifiant que propose la base de teint, qui forme sur la peau une barrière protectrice et rend l'épiderme plus uniforme. On la choisit lissante, matifiante ou teintée selon son type de peau et on l'applique sur l'ensemble du visage ou sur les zones que l'on souhaite défroisser, mettre en lumière ou au contraire camoufler. Après application, le grain de peau resserré et lissé aide à la bonne tenue du maquillage.

Le Blur

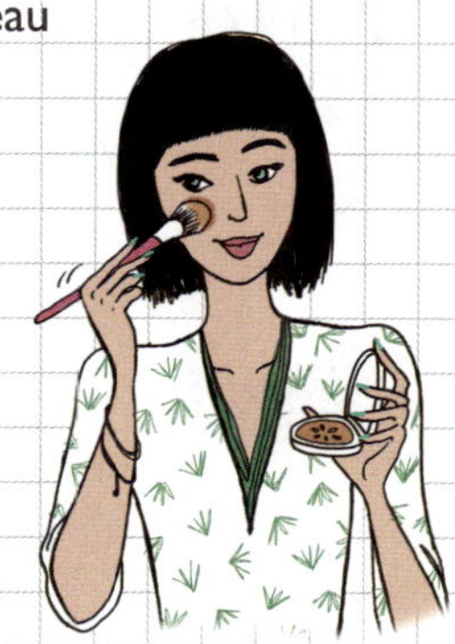

Venu des USA, ce flouteur surdoué est capable de corriger les rides, de mater la brillance, de gommer les pores et d'effacer les imperfections en moins de temps qu'il n'en faut pour le dire. Son secret ? Une association de polymères siliconés, d'élastomères comblants et de pigments réflecteurs pour diffuser la lumière, matifier et lisser. Concrètement, il se présente sous la forme d'une base transparente (mais les blurs teintés commencent à faire leur apparition) et se pose après son sérum et sa crème de jour, juste avant le maquillage, comme une base de teint. On l'applique en couche très fine, par tapotements puis lissages, sur l'ensemble du visage ou par petites touches sur les zones qui nécessitent une correction (ailes du nez, ride du lion, pattes d'oie, sillon nasogénien…). Grâce à ses correcteurs optiques et à son action filler-like, le blur photoshope les défauts et homogénéise la peau d'un seul geste. Un logiciel de retouches-photos au service de la peau !

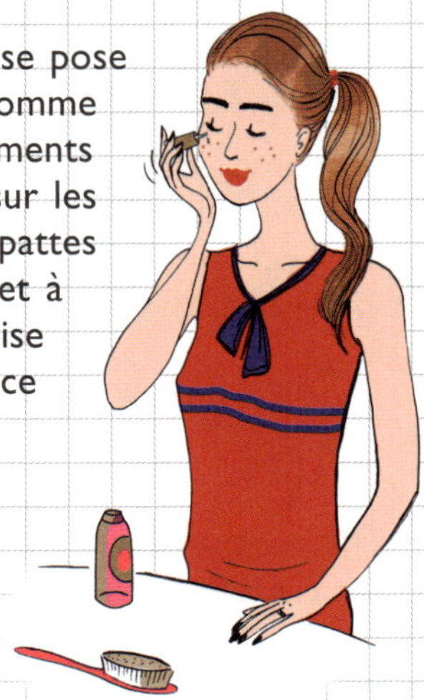

Contouring, strobing, baking, chroming, les nouvelles techniques 100 % bluff

Parce que le vocabulaire du maquillage est devenu aussi compréhensible qu'un rapport de la Nasa, petit point (et tutos !) sur les dernières techniques pour tricher en beauté.

Contouring, mode d'emploi

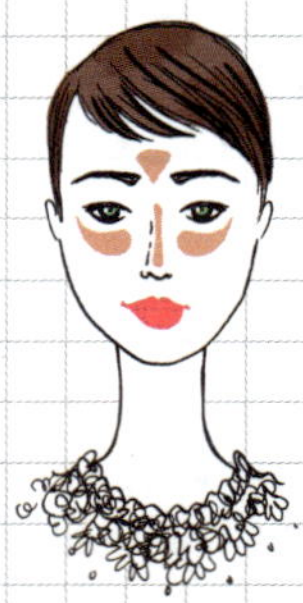

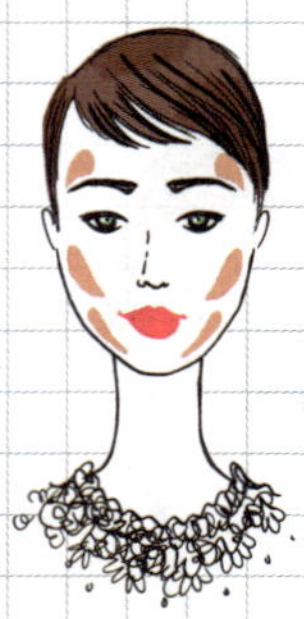

Le contouring est une technique de maquillage qui consiste à sculpter les traits de son visage et à en modifier les volumes grâce à des jeux d'ombre et de lumière et *via* l'usage de poudres à ombrer et d'enlumineurs.

- **Pour affiner le nez,** appliquez une ombre légèrement plus foncée que votre fond de teint des 2 côtés de l'arête et posez ensuite un fard plus clair sur la zone centrale. Fondez les nuances au doigt avant d'estomper à l'aide d'un gros pinceau pour éviter les démarcations.
- **Pour creuser les joues**, posez un fard légèrement plus foncé que votre carnation sous l'os de la pommette et appliquez un enlumineur sur le bombé de la joue avant d'estomper.
- **Pour éclairer le regard,** déposez une pointe d'enlumineur sous l'œil et sous la queue des sourcils et un soupçon de fard plus foncé sous l'arcade, à la base du sourcil.
- **Pour amincir le visage,** posez une touche d'enlumineur entre les 2 sourcils et travaillez la matière en la balayant en V, puis sur l'os de la pommette et le long de l'arête du nez. Ensuite, travaillez une ombre plus foncée en descendant vers les tempes, creusez sous les joues et terminez en allongeant le geste jusqu'à la pointe du menton.

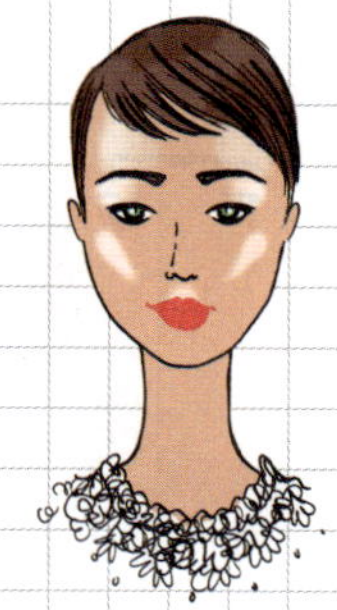

Strobing, mode d'emploi

Après l'ombre, place à la lumière avec le strobing qui consiste à illuminer les reliefs du visage grâce à des touches d'enlumineur ou de poudre irisée. Placez-les sur les points les plus saillants du visage : pommettes, arcade sourcilière, bout du nez et même les lèvres. Fraîcheur assurée !

Baking, mode d'emploi

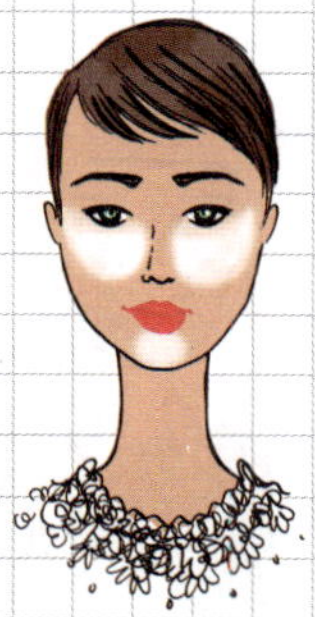

Le baking, popularisé par la maquilleuse australienne Heidi Hamoud, consiste à superposer les couches d'anticernes et de poudre pour dissimuler les zones d'ombre. Attention, avant de vous lancer, prévoyez une bonne vingtaine de minutes de maquillage ! Commencez par poser votre anticernes du coin interne de l'œil jusqu'aux tempes ainsi que sur toutes les zones qui accrochent la lumière (pommettes, arête du nez, front, arc de Cupidon au-dessus des lèvres…). Il s'agit ensuite de recouvrir l'anticernes à l'aide d'une seconde couche d'un produit à la texture plus légère. Fixez alors le tout avec une poudre translucide posée au pinceau. Il est temps de passer au baking (la « cuisson » en VO) ! À l'aide d'un pinceau humidifié à l'eau ou au fixateur de maquillage, pressez doucement les zones recouvertes par l'anticernes : le but est de fixer grossièrement la matière. Une fois cette étape terminée, laissez poser pendant 10 bonnes minutes avant de brosser délicatement la poudre pour enlever l'excédent. Technique mais idéal pour un look photo ou vidéo. On oublie, cela va sans dire, le baking dans la vie de tous les jours !

Chroming, mode d'emploi

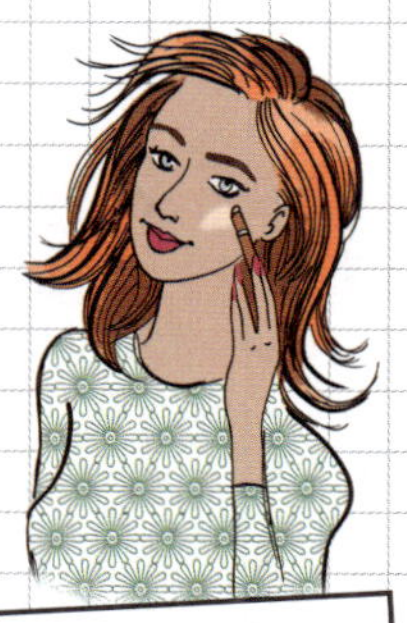

Le chroming est une variété de strobing née sous le pinceau de Dominic Skinner, make-up artist M.A.C. Cosmetics. Comme avec le strobing, il s'agit d'illuminer certaines zones du visage. Ce qui est nouveau, c'est qu'en lieu et place d'un enlumineur, on va utiliser un rouge à lèvres nude et brillant. Appliquez-le sur les pommettes, le front et les tempes et faites fondre les pigments en estompant les traits au doigt. Le résultat crée un halo de lumière discret mais à effet bonne mine immédiat !

À shopper : le stick Master Strobing de Maybelline, le kit de contouring Sleek (en exclusivité chez Sephora), le kit anticernes de Bobbi Brown, le stick Sculpting Multiple Duo de Nars, la crème-rouge à lèvres Nude Beach de Too Faced…

J'ose la médecine esthétique

Jusqu'à 35 ans, la peau récupère bien et se répare facilement seule, mais à force d'être bombardée d'UV, d'accumuler les nuits blanches, les problèmes d'hormones ou de stress, elle perd progressivement sa faculté de régénération. C'est là que la médecine esthétique peut intervenir via des traitements légers pour lisser une ridule ou redonner de l'éclat. Et réjouissons-nous,

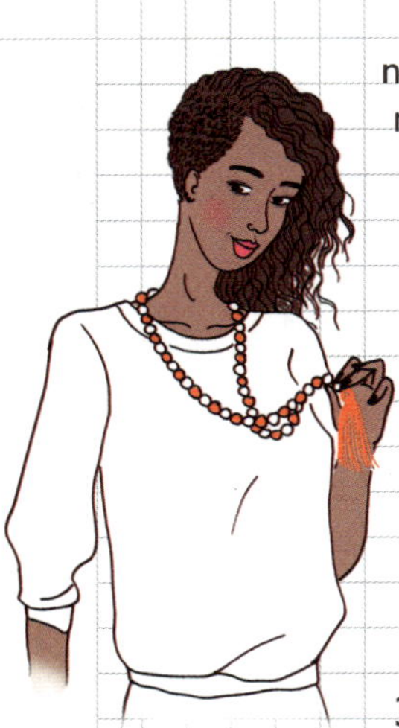

nos praticiens peuvent s'enorgueillir d'une French Touch que le monde entier nous envie : respect des volumes et résultats ultra-naturels, un effet « moi en mieux » à mille lieues des ratages à l'hollywoodienne (Nicole Kidman, si tu nous entends…).

La toxine botulique pour atténuer les rides d'expression

Pour qui ? Celles qui cherchent à lisser un front ou combler les ridules autour des yeux et la fameuse « ride du lion ».

Le principe : l'injection de quelques minuscules gouttes de toxine botulique bien placées pour limiter les froncements avec un effet à long terme.

Le résultat : encore jeunes, les muscles ne conservent pas le souvenir du froncement, on peut donc espérer un effet correcteur sur 6 mois. Comptez 300 à 350 € environ la séance.

L'acide hyaluronique pour combler les rides et redonner du volume

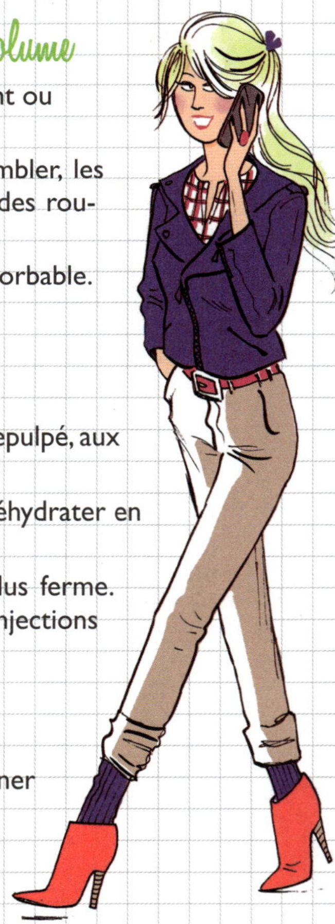

Pour qui ? Celles qui cherchent à redessiner des lèvres qui s'affinent ou à redonner du volume aux zones creusées.

Le principe : il s'agit d'injecter le produit dans les sillons à combler, les cernes ou les lèvres. Peu douloureux, le processus entraîne parfois des rougeurs et de légers hématomes mais ses effets durent jusqu'à 12 mois.

Le résultat : des traits redessinés sur mesure via un produit résorbable. Comptez entre 350 et 500 € la séance.

La mésothérapie pour un coup de frais immédiat

Pour qui ? Celles qui veulent retrouver de l'élasticité et un visage repulpé, aux traits plus reposés.

Le principe : de minuscules injections d'acide hyaluronique pour réhydrater en profondeur, de vitamines, d'oligo-éléments et d'acides gras essentiels.

Le résultat : un épiderme regonflé, à l'aspect plus rebondi et plus ferme. Comptez 2 à 3 séances (150 à 500 € chacune selon le nombre d'injections pratiquées).

Le photorajeunissement pour uniformiser le teint

Pour qui ? Celles qui souhaitent atténuer une couperose ou éliminer des taches tout en donnant un coup d'éclat à leur peau.

Le principe : pratiqué au laser Nd-Yag ou à la lumière pulsée, le photorajeunissement consiste à chauffer le derme en profondeur pour entraîner un processus de cicatrisation qui va stimuler la production de collagène.

Le résultat : rafraîchie et raffermie, la peau paraît incontestablement plus jeune en 4 à 6 séances. Comptez 100 à 150 € par séance.

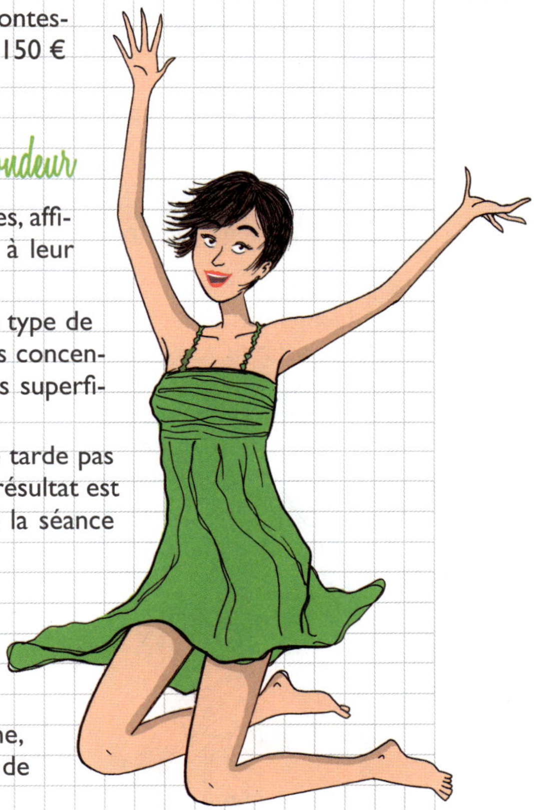

Le peeling soft pour renouveler la peau en profondeur

Pour qui ? Celles qui souhaitent atténuer leurs ridules, affiner leur grain de peau et redonner un coup de frais à leur épiderme.

Le principe : moins dosé que le peeling profond, ce type de dermabrasion fait appel à une solution d'acide de fruits concentrée à 50 % qui provoque le décollement des couches superficielles de l'épiderme.

Le résultat : une peau d'abord un peu rouge qui ne tarde pas à retrouver tout son éclat, imperfections en moins. Le résultat est optimal au bout de 4 séances. Comptez 100 à 150 € la séance selon l'étendue de la surface à traiter.

Le derma-roller pour estomper les cicatrices et gagner en fermeté

Pour qui ? Celles qui veulent effacer une marque (tache, mélasma, cicatrice d'acné) et retrouver de la fermeté et de la densité cutanées.

Le principe : la technique consiste à créer des microperforations du derme superficiel à l'aide d'un petit rouleau équipé d'aiguilles très fines. À la clé, une réactivation ciblée de la production de collagène dans la peau, une relance du processus de cicatrisation du derme et une meilleure pénétration des soins appliqués en fin de séance.

Le résultat : des cicatrices d'acné moins visibles, un éclat ravivé et une fermeté retrouvée. Comptez 3 séances espacées de 15 jours pour que l'effet soit durable, à raison de 150 à 200 € la séance.

Les LED pour calmer les irritations et booster la cicatrisation

Pour qui ? Celles qui veulent réhydrater et tonifier leur peau en profondeur ou réparer un épiderme lésé par le soleil, le laser ou les peelings.

Le principe : la lumière froide émise par la lampe LED (Light Emitting Diode) pénètre dans les différentes couches de la peau et agit directement sur les cellules en stimulant leurs activités de synthèse des fibres de collagène et d'élastine.

Le résultat : des rougeurs calmées, une acné matée, un éclat retrouvé et des taches atténuées selon la couleur et donc la longueur d'onde choisie. Comptez entre 5 à 10 séances, à effectuer en 1 à 2 semaines (entre 50 et 100 € la séance).

Je pimpe ma routine beauté

Actifs ultra-ciblés pour soins customisés et personnalisés : chaque peau est unique et les marques l'ont bien compris. Bienvenue dans l'ère de la cosméto sur mesure !

C'est in : les shots beauté

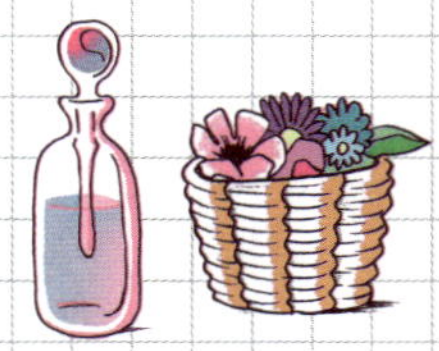

Ces boosters ultra-concentrés se mixent à nos soins quotidiens pour doper leur efficacité en répondant à une problématique de peau spécifique à un instant T. On ajoute quelques gouttes de ces shots d'actifs dans notre crème habituelle pour traiter selon les besoins une mauvaise mine, un besoin d'hydratation ou une invasion d'imperfections. À utiliser en cure ou juste le temps de traiter le problème grâce à une action ciblée et immédiate (en surface car rien ne vaut un traitement de fond sur le long terme, ne rêvez pas…). À shopper chez Clarins, Ioma, Dr Brandt, Kielh's ou Sephora et à ne jamais utiliser purs sous peine d'irritations (car qui dit actifs purs dit réactions potentielles en cas de non-respect des dosages !).

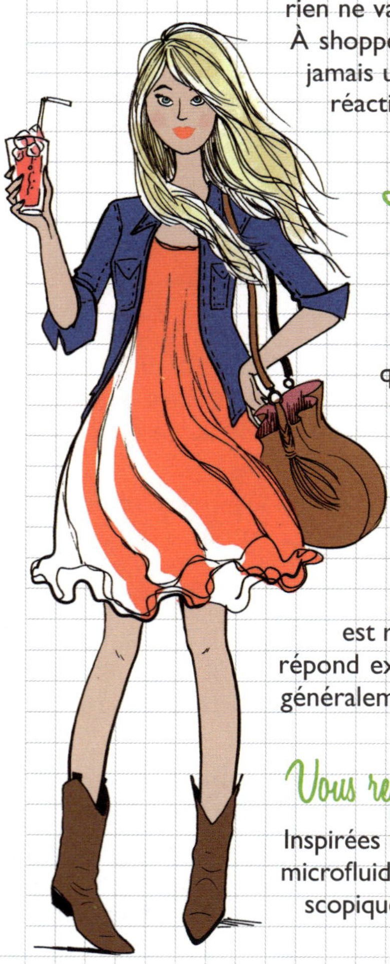

Le boom de la cosmétique sur mesure

Aujourd'hui, votre peau tire, la semaine dernière elle brillait, mais qui sait ce qu'elle vous réserve demain ou dans 1 mois ! Un constat qui n'a pas échappé à de jeunes marques de soin ultra-pointues comme Ioma, Codage, Etat Pur ou Neomist qui invitent à créer des formules haute couture 100 % personnalisées. Tout commence, en ligne ou en boutique, par un questionnaire ultra-complet sur votre peau, son état, ses besoins et votre hygiène de vie. Un diagnostic parfois complété par des analyses en live pour mesurer le taux d'hydratation ou de sébum de l'épiderme, la profondeur des rides, la présence de rougeurs, d'imperfections, ou l'importance des taches pigmentaires. Ensuite, un profil cutané est réalisé, et à partir de ce dernier, la marque fabrique le soin qui répond exactement aux besoins de la peau à un instant T. Un service généralement coûteux… comme une robe de créateur.

Vous reprendrez bien un verre de soin ?

Inspirées des routines asiatiques, où l'eau joue un rôle central, et par la microfluidique (la science de la manipulation des fluides à l'échelle microscopique), les eaux de soins enrichies en actifs revitalisants (vitamines

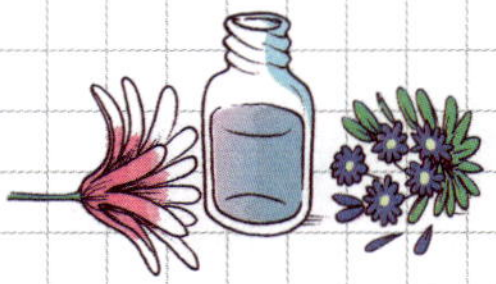

et minéraux) et en acide hyaluronique sont capables de gorger la peau d'hydratation pour la désaltérer tout au long de la journée, comme si elle était sous perfusion. À la clé, un teint repulpé et un effet peau de bébé rebondi ultra-frais. À glisser sous son sérum ou à vaporiser sans modération sur le visage (même maquillé) pour une action hydratante, raffermissante et rafraîchissante !

Faites parler votre ADN

Pour aller encore plus loin, la marque espagnole Singuladerm a créé les Skin Genomic Centers, des centres d'analyse génétique dédiés à la beauté de l'épiderme. Après un prélèvement de salive et un diagnostic en 3D, on peut désormais avoir accès au décodage de son ADN et mieux maîtriser le vieillissement des tissus via la réalisation d'un soin unique, pensé exclusivement pour sa peau. À un prix tout aussi exclusif : comptez 400 € pour le test génétique, 375 € pour le traitement comprenant le Gen Peel®, le Gen Elixir® (avec ses 3 boosters personnalisés) et le Gen Sinergy®, puis 290 € pour le renouvellement de l'Elixir® (www.skingenomicenter.com).

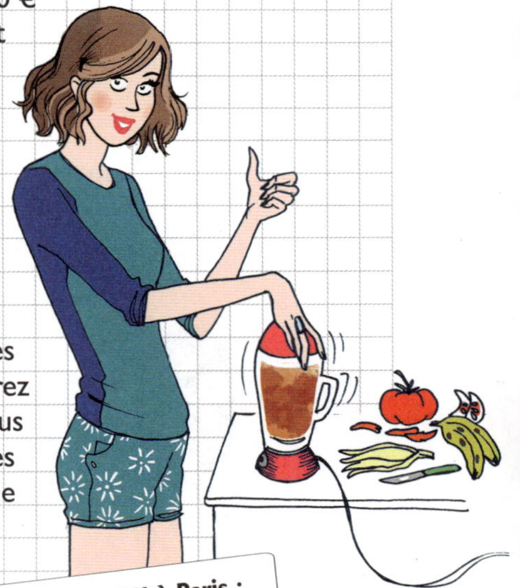

DIY !

Autre façon de se concocter un soin sur mesure… le fabriquer ! Chez AromaZone ou la Souris Verte à Paris, des cosmétologues et des aromathérapeutes vous attendent pour des ateliers ludiques (avec travaux pratiques…) où vous apprendrez à réaliser vous-même crèmes et produits de maquillage. Vous repartirez bien sûr avec votre œuvre mais aussi des fiches recettes et le plein d'astuces pour maîtriser la confection de masques ou de soins maison.

Deux adresses DIY à Paris :
http://www.aroma-zone.com
http://www.ateliers-souris-verte.com

Et ailleurs ?

La vision de la beauté diffère selon les cultures, le climat ou les traditions… Et si partout les femmes sont aussi obsédées par leur peau, leurs rituels et routines varient aux quatre coins du monde !

Brésil : non au soleil, oui aux boissons belle peau

Au pays de la samba, le soleil est la principale préoccupation des femmes. Très informées, ultra-consommatrices de cosmétiques et coquettes devant l'Éternel, les Brésiliennes ont un idéal de beauté naturel certes… mais elles visent la perfection. Gisele Bündchen *style* en somme.

Du coup, les Cariocas s'avèrent très responsables et ne sortent jamais de chez elles sans une protection solaire pour contrer le photovieillissement. Ce qui explique le succès des textures « toucher sec » (« toque seco » en VO), cette alliance d'un spectre filtrant important mais sans le fini gras que l'on regrette souvent dans les crèmes solaires. Son secret ? Une formule huile dans l'eau ultra-fraîche, enrichie en silice et en amidon pour obtenir une matité impeccable.

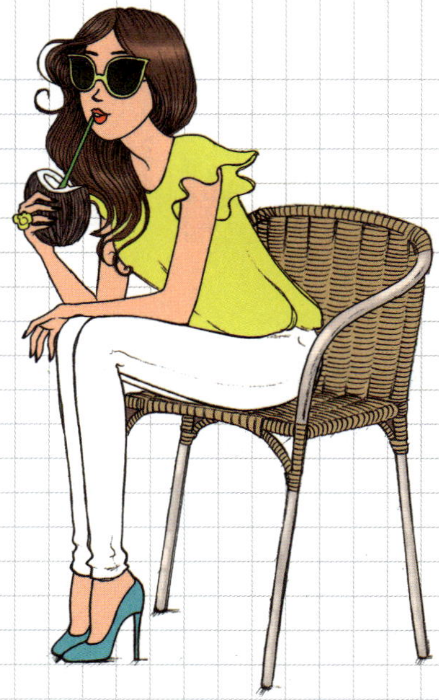

Autre astuce beauté made in Brésil : siroter toute la journée de l'eau de coco. Très riche en nutriments cette boisson possède des propriétés antibactériennes, anti-inflammatoires et anti-oxydantes… excellentes contre les imperfections de la peau ! Sa teneur en cytokines et en acide laurique contribue à réduire le vieillissement des cellules et à équilibrer le niveau de pH de la peau pour la garder bien hydratée.

À shopper : les soins corps Natura Brasil aux sillages dépaysants, les vernis aux couleurs folles signés Impala, Risque et Colorama, le maquillage Contem 1, les baumes et huiles de Granado au look rétro irrésistible ou encore les parfums accessibles et surprenants de la marque O Boticario, le Yves Rocher local.

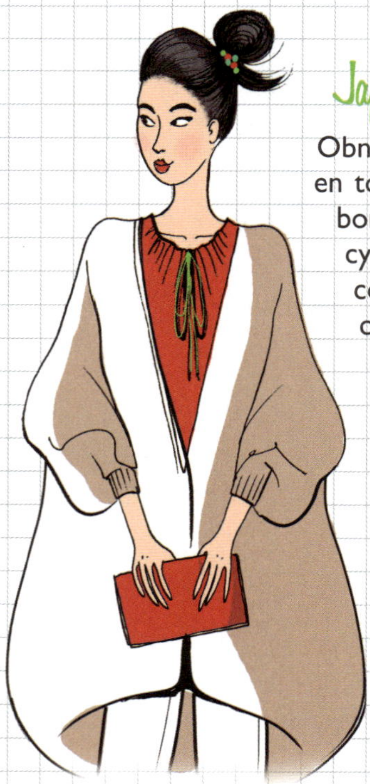

Japon : la beauté connectée

Obnubilées par leur peau, les Japonaises sont friandes d'applis en tous genres. Nos préférées ? Celle qui permet de trouver la bonne combinaison de soins en fonction de la météo et de son cycle menstruel. Oui, vous avez bien lu. Plus classiques, celles conçues pour tester de nouvelles nuances de make-up ou changer de coupe ou de couleurs de cheveux. Gros succès également, les micro-scanners et micro-caméras, qui, reliés à leur smartphone, permettent de faire des gros plans de leur épiderme pour comparer ensuite la taille de leurs pores et l'éclat de leur peau sur les réseaux sociaux.

À shopper : les soins Shiseido et le maquillage Shu Uemura bien sûr, mais aussi les vernis et soins pour les ongles Uka, l'huile démaquillante DHC, les soins visage naturels de Manakai, et pour le kawaï, Suka, Kimono Dolls, Meishoku, Rosette ou Rohto.

Corée : le berceau des tendances

Selon l'adage coréen, « *Il n'y a pas de femmes laides, il n'y a que des femmes paresseuses* ». Le ton est donné, et on comprend mieux que les Coréennes consacrent entre 1 heure et 1 heure 30, matin et soir, à prendre soin de leur peau. Adeptes de l'ultra-layering, elles appliquent 14 à 16 produits l'un après l'autre et leur budget beauté semble illimité. D'ailleurs, elles plombent sérieusement le nôtre en sortant de nouvelles bombes cosmétiques tous les 6 mois : la BB puis la CC Cream, les sleeping packs, les masques en tissus pré-imprégnés, les eaux de soin ou encore la Cushion Cream, tous les derniers hits cosmétiques semblent venir droit de Séoul ! Prochains must have en provenance du pays du Matin (pas si) Calme ? Les masques de soin pour les lèvres et les anti-âge formulés sans eau (pour limiter les agents conservateurs). À suivre !

À shopper : les soins Whamisa et Primary Raw correcteurs de teint et formulés sans eau, Acwell, le spécialiste made in Séoul des peaux réactives, la ligne bio Oolu by Dr Ohkims, la beauty water hydratante et exfoliante de Son and Park, et le maquillage et les soins ultra-fun et craquants signés Tony Molly, Toot Cool for School, Etude House ou The Face Shop.

US : l'obsession du zéro défaut

Pour avoir une peau parfaite, les Américaines, qui n'ont pas le temps d'attendre, privilégient le maquillage à effet immédiat plutôt que les soins aux résultats à long terme. Grandes utilisatrices de bases qui floutent et gomment les imperfections par effet d'optique, elles sont à l'origine du raz de marée blur qui nous submerge depuis 2 ans. L'éclat, les pores et la texture de la peau sont également au centre de leurs préoccupations, la preuve, elles ont inventé le make-up nude qui fait un teint zéro défaut faussement naturel à grand renfort de fards et d'enlumineur. Et comme outre-Atlantique, on aime ce qui se voit, c'est aussi la patrie d'origine du contouring, cette technique de maquillage qui consiste à jouer avec l'ombre et la lumière pour sculpter le visage (voir p. 78).

À shopper : déjà disponible chez nous, le maquillage pro et décalé signé Urban Decay, Benefit ou Smashbox. À se faire rapporter ou à shopper online, les palettes et les rouges à lèvres Stila, Tarte et Aerin. Et la marque corps Bath and Body Works, les baumes à lèvres Burt's Bees et Carmex et les crèmes pointues de Physician Formulas.

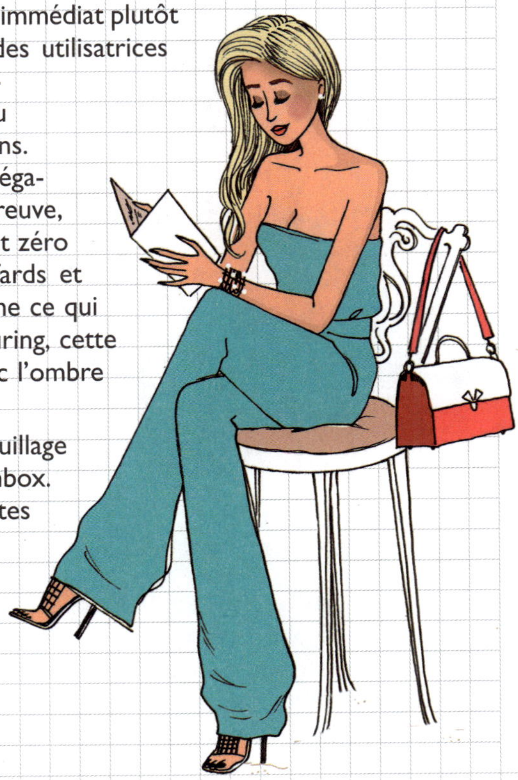

Mon contrat « assurance belle peau »

Tout ce qu'il faut faire maintenant pour assurer dans 10 ans (parce que votre belle peau de 2027 se prépare ici et aujourd'hui…).

J'y vais mollo sur le sucre

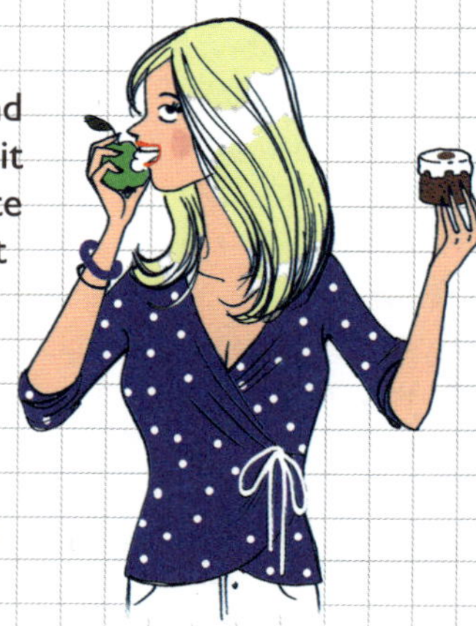

Votre tour de cuisse… et votre peau vous diront merci ! Quand on ingère du sucre, le corps le transforme en glucose, ce qui fait augmenter le taux d'insuline dans le sang, produisant une sorte d'inflammation généralisée et la création d'enzymes qui font chuter le taux de collagène et d'élastine. Avec pour résultat un affaissement de la peau et l'apparition de rides. Quant au sucre digéré, il se fixe sur les fibres de collagène qu'il rigidifie lors d'un phénomène baptisé « la glycation ». En plus d'aggraver les effets du vieillissement, celle-ci est également susceptible d'empirer les problèmes de peau comme l'acné et la rosacée. Toujours envie de ce Magnum triple caramel ?

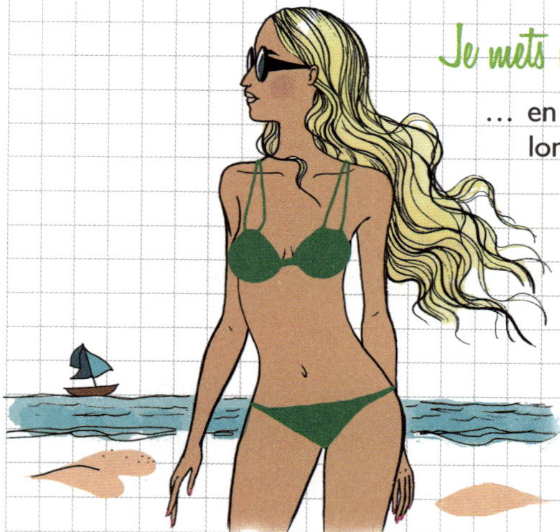

Je mets ma peau à l'abri des radicaux libres…

… en insistant sur la photoprotection contre les UVA longs qui les surproduisent car ils pénètrent plus profondément dans l'épiderme en laissant sur leur passage une peau grisée par l'oxydation de la mélanine, rugueuse pour cause de désorganisation du renouvellement cellulaire, ridée, tachée et relâchée suite à l'érosion du derme. Moralité : au soleil on préfère une photoprotection anti-UVA longs (pas de panique, c'est indiqué sur le pack) et si on évolue régulièrement en extérieur le reste de l'année, on mise sur un soin à SPF intégré et enrichi en antioxydants.

Je dégaine le bon soin de nuit

C'est la nuit, pendant qu'elle est la plus perméable, que la peau assimile le mieux les actifs. Pour faire d'une pierre deux coups, profitez de votre sommeil pour la gorger d'acides gras essentiels, de nutriments et d'oligo-éléments nutritifs, et pour lui apporter les actifs susceptibles de la réparer comme l'acide hyaluronique, la vitamine C ou les peptides… De même, pensez à appliquer la nuit les composants photosensibles (qui craignent les UV) ou photosensibilisants (qui réagissent aux UV), comme le rétinol anti-âge, les acides de fruits exfoliants, les formules antitaches, ou le resvératrol antioxydant, qui relance le renouvellement cellulaire. Idem pour les actifs drainants des soins contour des yeux et pour les cocktails purifiants conçus pour limiter la montée de sébum, qui démarre dès l'aube...

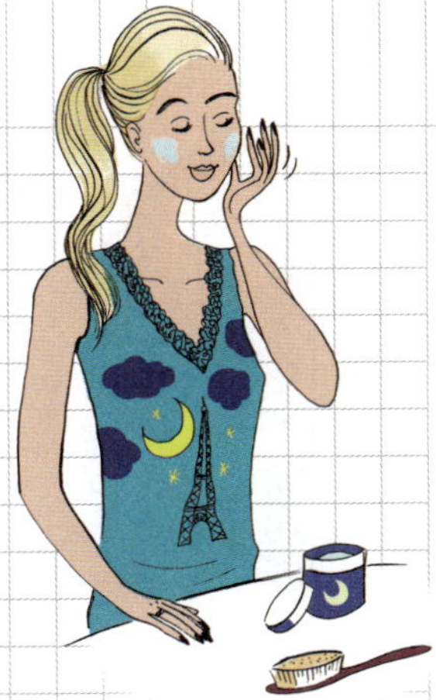

Je passe au multimasking

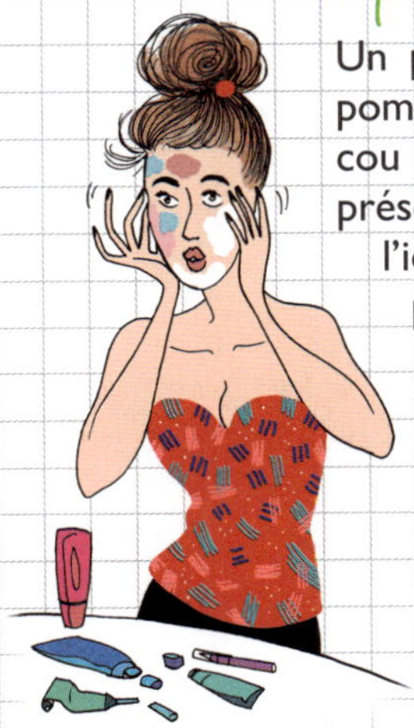

Un peu brillante sur le front, sèche sur les pommettes, légèrement relâchée au niveau du cou : selon la partie du visage observée, la peau présente des problématiques différentes. D'où l'idée de juxtaposer les masques sans les superposer, de préférence au pinceau pour davantage de précision, histoire de multiplier les bienfaits et d'apporter à chaque zone pile les actifs dont elle a besoin. Attention cependant, quelle que soit la combinaison retenue, n'oubliez pas de bien respecter le temps de pose de chaque formule (anticipez en appliquant celui qui doit poser le plus longtemps en premier), et résistez aux sirènes du marketing : de nouveaux kits de multimasking ont beau faire leur apparition chaque jour sur les linéaires, finissez plutôt vos tubes avant de réinvestir dans un set prêt à l'emploi !

Peau idéale cherche minimum syndical

Entre ce que préconise ce cahier, ce que vous êtes vraiment prête à faire et le temps réel que vous pouvez y consacrer, reconnaissons qu'il y a forcément un gap. Alors, quid du minimum à assurer ?

Soin 2 en 1

Nettoyer sa peau et appliquer un soin c'est déjà très bien ! Pour optimiser son passage dans la salle de bains, on mise sur des produits malins qui font gagner du temps sans perdre son teint. Sous la douche, on dégaine un gel surgras visage et corps. Attention à l'eau calcaire sur les joues : on prend quand même le temps de se tapoter le visage avec une serviette avant de passer à l'étape hydratation. Et tant qu'à faire, on choisit pour cela une formule qui combine la richesse d'un soin et le glow hâlé d'une crème teintée ou l'action matifiante d'un unificateur. Même astuce pour venir à bout d'un regard fatigué : de plus en plus de soins combinent une action 2 en 1 pour décongestionner la peau fragile du contour de l'œil tout en camouflant les cernes grâce à des réflecteurs de lumière. Prenez le temps de faire le bon choix en boutique, ce sera autant que vous gagnerez à la maison !

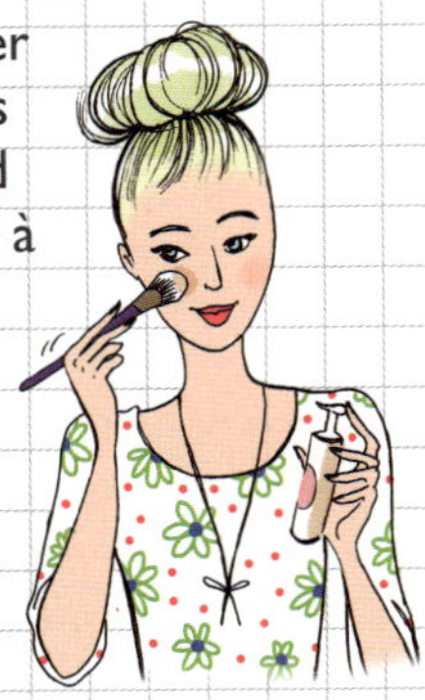

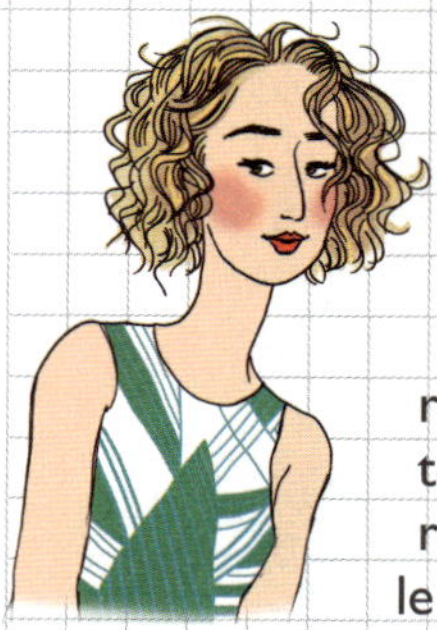

Zapper les rougeurs en un clin d'oeil

Une technique qui fonctionne aussi sur les petites imperfections ! Après avoir appliqué votre BB Cream tout en un, posez la pointe d'un correcteur de couleur verte sur la zone à camoufler, le vert va neutraliser le rouge. Tapotez avec la pulpe de l'index pour bien faire fusionner le correcteur avec la peau sans créer d'effet de matière puis appliquez un second correcteur couleur chair et fondez-le à son tour dans la carnation pour rendre le tout invisible. Terminez par un voile de poudre pour fixer. Le tour est joué !

Turbogommage

Parce qu'on a souvent tendance à remettre à plus tard la corvée de l'exfoliation, on triche en remplaçant sa crème de nuit par un soin combinant des actions hydratantes ou anti-âge et des propriétés resurfaçantes, histoire de booster son renouvellement cellulaire. Concrètement, sa formule aux acides de fruits ou de fleurs ou à l'acide glycolique produit une action micro-peeling progressive. Au réveil, le grain de peau est vraiment affiné, doux et le relief cutané visiblement lissé.

Démaquillage express

Un bon plan pour les coquettes pressées, les paresseuses ou les réfractaires à l'exercice : l'huile de démaquillage. À utiliser sous la douche pour joindre l'utile (une action à la fois très douce et très purifiante) à l'agréable (des textures fondantes et des parfums dopants). On applique, on masse vaguement du bout des doigts, on laisse poser pendant qu'on se frotte, on émulsionne avec un peu d'eau, on rince vite fait bien fait et on récolte les fruits de son micro-effort : une peau nette, hydratée et confortable.

Shot de vitamine D

Toutes les femmes ou presque sont sujettes à des carences en vitamine D, qui n'est fabriquée par les cellules qu'en présence d'UV. Or, non seulement cette dernière protège la peau des coups de soleil en la renforçant, mais elle aide aussi à garder bonne mine et présente des propriétés anti-inflammatoires et anti-oxydantes de pointe. Pour en fabriquer naturellement, il suffit de s'exposer à la lumière naturelle durant 20 minutes 3 fois par semaine. Moralité, préférez le bus ou la marche pour les petits trajets, utile aussi pour lutter contre la dépression hivernale, recaler ses biorythmes et retrouver un sommeil de bonne qualité.

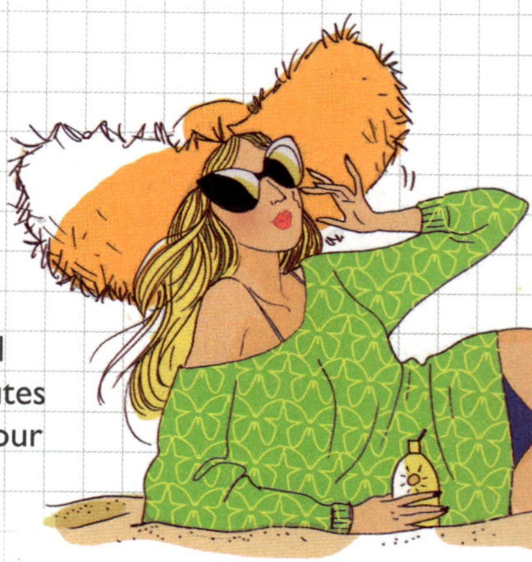

Mon bilan skin care

Une étude menée en 2015 par la marque de soins américaine Olay sur 350 femmes d'origines ethniques diverses (caucasienne, africaine, hispanique et asiatique) âgées de 20 à 70 ans a permis de démontrer que les premiers signes de vieillissement du corps humain apparaissent… au milieu de la vingtaine. Traduction : il faut agir vite pour garder plus longtemps la peau de ses 20 ans. Et il n'est jamais trop tard pour le faire. En attendant, testez-vous pour savoir à quoi vous ressemblerez en 2027 !

Test : Rendez-vous dans 10 ans…

C'est le moment de vérifier ce que vous avez retenu de ce cahier et ce que vous allez mettre en œuvre pour sauver votre peau !

1 Votre repas préféré…

a) Grande frite, double cheeseburger, soda, sundae (2 points)
b) Une salade de shiitaké au kale (0 point)
c) Filet de dinde aux haricots verts. Et une mousse au chocolat (1 point)

2 Votre niveau de stress actuel…

a) Modéré (1 point)
b) Tolérable (0 point)
c) Stratosphérique (2 points)

3 Vous avez…

a) Un projet d'enfant (0 point)
b) Un enfant (1 point)
c) Trop d'enfants (2 points)

4 L'ovale de votre visage…

a) Tient la route (2 points)
b) Doute (1 point)
c) Est kaput (0 point)

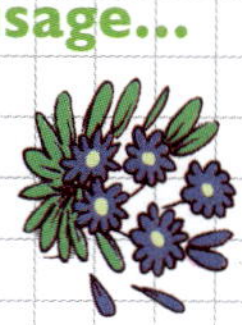

5 Vous envisagez d'avoir recours à la médecine/chirurgie esthétique…

a) Dès que possible (0 point)
b) Jamais de la vie (2 points)
c) Vous y réfléchissez encore (1 point)

6 Votre indice de protection habituel…

a) 50+ (anti UVA+UVB+UVA longs) (2 points)
b) 30 (1 point)
c) Celui qui se présente (0 point)

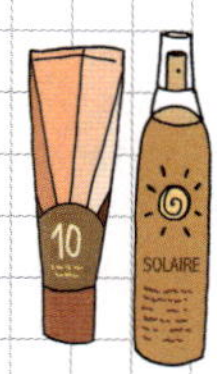

7 Un soin en institut…

a) C'est un investissement sur l'avenir (2 points)
b) C'est un rêve (1 point)
c) C'est une perte de temps (0 point)

❽ Si je vous dis « diagnostic de peau », vous pensez…

a) Banco (0 point)
b) Bravo (1 point)
c) Pipeau (2 points)

❾ Vous protégez vos mains et votre cou…

a) Non (2 points)
b) En étirant votre soin visage jusqu'au décolleté et en crémant vos mains de temps en temps (1 point)
c) En leur appliquant régulièrement des soins spécifiques (0 point)

❿ Vous fumez…

a) Depuis plus de 5 ans (2 points)
b) Vous avez arrêté (1 point)
c) Vous n'avez jamais commencé (0 point)

Vous avez obtenu *moins de 8* :

Élastique, ferme, rayonnante, votre peau n'a pas pris une ride ni perdu un gramme de densité, bravo ! Votre secret ? L'assiduité dans l'application de soins bien adaptés, un nettoyage régulier, une protection anti-UV systématique et une bonne hygiène de vie qui vous ont certainement permis de préserver son capital jeunesse. Vous avez un peu triché au passage et fait appel à la médecine esthétique pour soutenir vos efforts et suppléer une génétique capricieuse ? Vous avez bien fait ! Aucune honte à donner un coup de pouce à la nature. Quoi qu'il en soit, le résultat est là et vous faites certainement beaucoup d'envieuses. Un seul conseil : continuez !

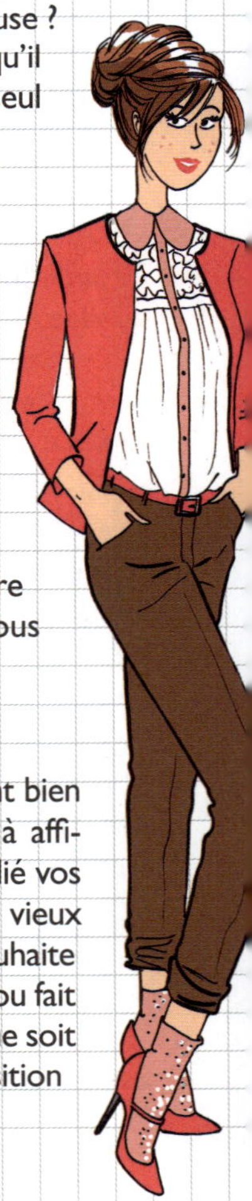

Vous avez obtenu *entre 8 et 15* :

Surprise ! La combinaison déficit de soin + excès de soleil + désinvolture généralisée (junk food, nuits blanches et rock'n roll) a désormais fait son œuvre et votre peau parcheminée fait bien plus que son âge. Si les taches pigmentaires ne sont pas encore là, que les rides affleurent seulement et que les volumes sont encore à peu près équilibrés, ne rêvez pas, ça ne va pas durer ! Mais il est encore temps de limiter les dégâts faute de pouvoir remonter le temps. Avec une cure de vitamines, des soins adaptés et peut-être quelques micro-injections de skin boosters pour gagner en éclat et en hydratation, et repulper en douceur, vous devriez pouvoir rattraper les 10 dernières années. Mais il serait peut-être plus simple de commencer dès maintenant à prendre soin de votre peau pour vous contenter de capitaliser sur vos efforts…

Vous avez obtenu *plus de 15* :

Si on ne vous appelle pas encore Madame, votre capital belle peau est probablement bien entamé. Moins frais et moins tonique, votre épiderme commence mine de rien à afficher votre extrait de naissance. La raison ? On vous soupçonne d'avoir un peu oublié vos bonnes résolutions en cours de décennie et de vous être laissé rattraper par vos vieux démons (peu de sommeil, tabac, soleil, cocher la case correspondante). On vous souhaite plutôt d'avoir le job de vos rêves (et des nuits blanches à pianoter sur votre clavier) ou fait un tour du monde à la voile (et en plein soleil, vos fibroblastes ont morflé). Quelle que soit l'explication de cette petite forme cutanée, vous avez heureusement à votre disposition le guide SOS qui va vous aider à remonter la pente et à sauver votre peau !

Conclusion

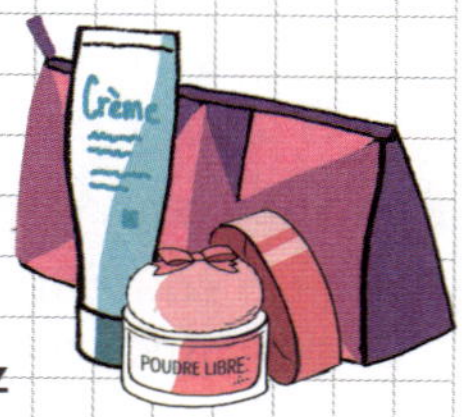

Vous en savez désormais un peu plus sur votre peau, son fonctionnement, ses besoins, ce qui la plombe et ce qui la rend rayonnante. À ce stade, vous avez peut-être même commencé à faire de nouvelles expériences cosmétiques, à tester des soins et des marques que vous n'aviez pas l'habitude d'utiliser, à masser votre épiderme, à faire des masques et des gommages. Et c'est très bien. Alors j'aimerais profiter de cette conclusion pour vous féliciter du chemin parcouru et vous rappeler au passage que la quête de la peau parfaite est par essence… vouée à l'échec ! Car la peau est un ensemble, la somme de tout ce que vous avez vécu à un instant T, de son capital génétique, de son passé et du présent que vous lui offrez. Une belle peau n'est pas qu'une question de rides, de taches ou de pores dilatés, que vous ne resserrerez d'ailleurs jamais totalement si c'est là leur nature profonde… Votre peau est vivante, elle est le reflet de votre bien-être général et traduit fluctuations hormonales, sommeil, stress… Autant de fonctions physiologiques que l'on maîtrise plus ou moins. Alors, arrêtons de stresser, apprenons à compenser, trichons sans scrupules et relâchons la pression car la peau parfaite est un mythe.

Nous n'avons en revanche qu'une seule peau et toute la vie pour en prendre soin, jour après jour. On s'y met ?

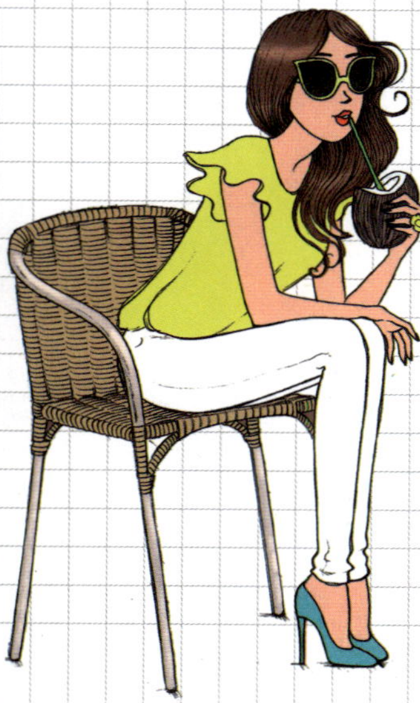

Carnet d'adresses

Prendre soin de sa peau

Pour un soin visage personnalisé et un résultat durable
Biologique Recherche, 32, avenue des Champs-Élysées 75008 Paris, tél. : 01 42 25 02 92

L'excellence du soin à la française
Institut Lancôme, 29, rue du Faubourg-Saint-Honoré 75008 Paris, tél. : 01 42 65 30 74

Des soins sur mesure fabriqués devant vous
Codage, 8, rue du Trésor 75004 Paris, tél. : 01 85 09 99 41

Un soin anti-âge de pointe
Spa Filorga, Hôtel C2, 48, rue Roux de Brignoles 13006 Marseille, tél. : 04 95 05 13 13

Un modelage du visage ressourçant
Institut Valmont du Grand Hôtel Loreamar Thalasso Spa, 43, boulevard Thiers 64500 Saint-Jean-de-Luz, tél. : 05 59 85 23 33, www.luzgrandhotel.fr.

Un soin liftant à la découverte des produits Skinceuticals
Alliance Pornic Thalassothérapie, Plage de la Source 44210 Pornic, tél. : 02 40 82 21 21, www.thalassopornic.com

Un rituel bio haut de gamme
Spa Ymalia Hôtel Renaissance, 320, avenue Wolfgang-Amadeus-Mozart 13100 Aix-en-Provence, tél. : 04 86 91 55 00

De merveilleux soins du visage avec bonus Shiatsu
Institut Au Pied Levé, 9, rue de Mulhouse 75002 Paris, tél. : 06 24 10 10 91

Une adresse incontournable pour un coup de frais
Les Petits Soins, 66, rue de Vaugirard 75006 Paris et 73, rue Legendre 75017 Paris, tél. : 01 42 22 23 01 et 01 42 26 38 27

Un spa cosy et une jolie carte de soins du regard
Spa Free Persephone : 66, boulevard Raspail 75006, tél. : 01 42 22 13 04

Le meilleur Kobido visage de Paris
Institut Aline Faucheur : 36, rue de l'Arcade 75008 Paris, tél. : 06 82 12 18 73

Le leader de la cosmétique personnalisée
Boutique Ioma, 77, boulevard Saint-Germain 75006 Paris, tél. : 01 42 25 18 08

Une pause beauté
Spa&Lunch Clarins, 96, rue Nationale 59000 Lille, tél. : 03 20 38 25 20

Shopper pointu

Une sélection inspirée de marques beauté du monde entier
Oh My Cream ! 4, rue des Abbesses 75018, tél. : 09 86 24 36 51

Une boutique dédiée à la peau, une pharmacienne et une équipe de dermo-conseillères à votre écoute !
Dermacenter, 13, rue des Francs-Bourgeois 75004, tél. : 01 40 33 06 33

100 % bio
Mademoiselle Bio, 54, rue Lamartine 75009 Paris, tél. : 01 49 70 07 47

Esprit apothicaire
L'Officine Universelle Buly, 6, rue Bonaparte 75006 Paris, tél. : 01 45 29 02 50
Un concept-store à la sélection beauté trendy
Colette, 213, rue Saint-Honoré 75001 Paris, tél. : 01 55 35 33 90
Le meilleur de la beauté made in England
Feelunique, 19, boulevard Jean-Jaurès 92100 Boulogne-Billancourt, tél. : 01 46 05 57 52

Consulter en médecine esthétique

Un œil de pro pour un bilan pointu
Centre Arthestic, Dr Marilyne Plasqui, 19, rue Vignon 75009 Paris, tél. : 01 47 42 05 84, www.drplasqui.fr
Des soins et plus si affinités...
Spa Source La Roche-Posay, Parc thermal 86270 La Roche-Posay, tél. : 05 49 19 48 00

Sur Internet...

http://ilovebeauty.fr
http://www.kleo-beaute.com
http://beaute-blog.blogspot.fr

Bibliographie

- *Une peau en pleine forme*, Nina Roos, éditions Solar Santé.
- *Le Grand Livre de la réflexologie faciale*, Marie-France Muller, éditions Jouvence.
- *Layering, secret de beauté des Japonaises*, Élodie Joy-Joubert, éditions La Plage.
- *Slow cosmétique, le guide visuel*, Julien Kaibeck et Mélanie Dupuis, éditions Leduc.s.
- *Gymnastique faciale : La Méthode pour garder un beau visage au naturel*, Catherine Pez, hors Collection, éditions de L'Homme.

Remerciements

À l'heure de boucler ce guide, toutes mes pensées vont aux centaines de professionnels de la peau dont j'ai eu l'honneur de croiser la route en 16 ans d'enquêtes et de sujets consacrés à son bien-être. Dermatologues, cosméticiens, pharmaciens, esthéticiennes, formateurs, chercheurs, médecins esthétiques, formulateurs, tous passionnés et passionnants, et sans qui j'aurais été bien en peine de boucler ce cahier que j'espère aussi exhaustif et pertinent que possible.
Merci à Juliette Collonge et aux éditions Solar pour m'avoir fait confiance et confié les rênes de ce beau projet.
Je tiens aussi à remercier Nina et Gabriel d'avoir su patienter derrière la porte de mon bureau malgré une furieuse envie de jouer aux 7 familles ou d'aller ramasser des marrons. Horatio pour sa compagnie attentive et ses ronronnements toujours enthousiastes. Et Raphaël, qui m'encourage et me soutient quelle que soit l'aventure...

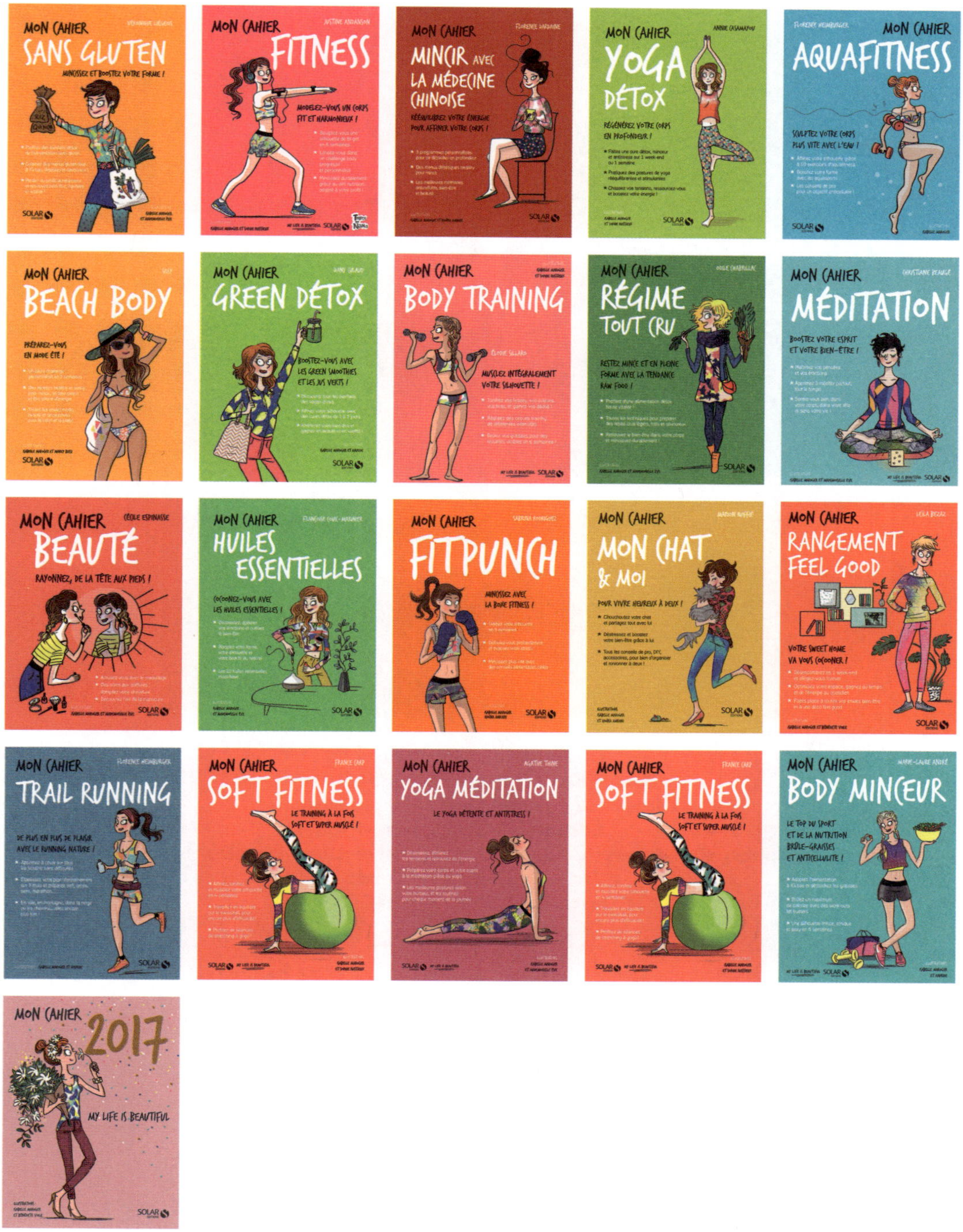

MON CAHIER SANS GLUTEN
MINCISSEZ ET BOOSTEZ VOTRE FORME !
SOLAR
MON CAHIER FITNESS
MODELEZ-VOUS UN CORPS FIT ET HARMONIEUX !
SOLAR
MON CAHIER MINCIR AVEC LA MÉDECINE CHINOISE
RÉÉQUILIBREZ VOTRE ÉNERGIE POUR AFFINER VOTRE CORPS !
SOLAR
MON CAHIER YOGA DÉTOX
RÉGÉNÉREZ VOTRE CORPS EN PROFONDEUR !
SOLAR
MON CAHIER AQUAFITNESS
SCULPTEZ VOTRE CORPS PLUS VITE AVEC L'EAU !
SOLAR
MON CAHIER BEACH BODY
PRÉPAREZ-VOUS EN MODE ÉTÉ !
SOLAR
MON CAHIER GREEN DÉTOX
BOOSTEZ-VOUS AVEC LES GREEN SMOOTHIES ET LES JUS VERTS !
SOLAR
MON CAHIER BODY TRAINING
MUSCLEZ INTÉGRALEMENT VOTRE SILHOUETTE !
SOLAR
MON CAHIER RÉGIME TOUT CRU
RESTEZ MINCE ET EN PLEINE FORME AVEC LA TENDANCE RAW FOOD !
SOLAR
MON CAHIER MÉDITATION
BOOSTEZ VOTRE ESPRIT ET VOTRE BIEN-ÊTRE !
SOLAR
MON CAHIER BEAUTÉ
CÉCILE ESPINASSE
RAYONNEZ, DE LA TÊTE AUX PIEDS !
SOLAR
MON CAHIER HUILES ESSENTIELLES
COCOONEZ-VOUS AVEC LES HUILES ESSENTIELLES !
SOLAR
MON CAHIER FITPUNCH
MINCISSEZ AVEC LA BOXE FITNESS !
SOLAR
MON CAHIER MON CHAT & MOI
POUR VIVRE HEUREUX À DEUX !
SOLAR
MON CAHIER RANGEMENT FEEL GOOD
VOTRE SWEET HOME VA VOUS COCOONER !
SOLAR
MON CAHIER TRAIL RUNNING
DE PLUS EN PLUS DE PLAISIR AVEC LE RUNNING NATURE !
SOLAR
MON CAHIER SOFT FITNESS
LE TRAINING À LA FOIS SOFT ET SUPER MUSCLÉ !
SOLAR
MON CAHIER YOGA MÉDITATION
LE YOGA DÉTENTE ET ANTISTRESS !
SOLAR
MON CAHIER SOFT FITNESS
LE TRAINING À LA FOIS SOFT ET SUPER MUSCLÉ !
SOLAR
MON CAHIER BODY MINCEUR
LE TOP DU SPORT ET DE LA NUTRITION BRÛLE-GRAISSES ET ANTICELLULITE !
SOLAR
MON CAHIER 2017
MY LIFE IS BEAUTIFUL
SOLAR

Direction : Jean-Louis Hocq
Direction éditoriale : Suyapa Hammje
Directrice de collection : Juliette Collonge
Édition : Gwladys Greusard
Conception et mise en couleur de la couverture : Biblis Duroux
Mise en pages : Nord Compo
Fabrication : Céline Premel-Cabic

ISBN : 978-2-263-14905-4
Code éditeur : S14905
Dépôt légal : mars 2017
Imprimé en France par ime by estimprim

HarmonieSolar

Solar | un département **place des éditeur**

place
des
éditeurs